B. Pütter **Basiswissen PTCA**

BARD

Mit der Unterstützung beim Erscheinen dieses Titels setzt die C. R. BARD GmbH die vielfältigen Aktivitäten zur fachlichen Förderung medizinischen Assistenzpersonals in der Kardiologie konsequent fort. Durch die Organisation und Betreuung von Workshops und Fortbildungen und den Service unserer Außendienstmitarbeiter vor Ort leisten wir unseren Beitrag zur Erhöhung der fachlichen Qualifikation und zur Motivation des Assistenzpersonals für deren verantwortungsvolle Tätigkeit zum Wohle der Patienten.

Brigitte Pütter

Basiswissen **PTCA**

Ein Handbuch für das Assistenzpersonal
in der Kardiologie

Mit 104 zum Teil farbigen Abbildungen

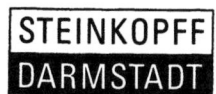 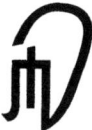

Brigitte Pütter
Am Ballroth 41
44227 Dortmund

ISBN-13: 978-3-7985-1050-0   e-ISBN-13: 978-3-642-47703-4
DOI: 10.1007/978-3-642-47703-4

Die Deutsche Bibliothek – CIP-Einheitsaufnahme
Pütter, Brigitte: Basiswissen PTCA: ein Handbuch für das Assistenzpersonal in der Kardiologie / Brigitte Pütter. – Darmstadt: Steinkopff, 1996

Dieses Werk ist urheberrechtlich geschützt. Die dadurch begründeten Rechte, insbesondere die der Übersetzung, des Nachdrucks, des Vortrags, der Entnahme von Abbildungen und Tabellen, der Funksendung, der Mikroverfilmung oder der Vervielfältigung auf anderen Wegen und der Speicherung in Datenverarbeitungsanlagen, bleiben, auch bei nur auszugsweiser Verwertung, vorbehalten. Eine Vervielfältigung dieses Werkes oder von Teilen dieses Werkes ist auch im Einzelfall nur in den Grenzen der gesetzlichen Bestimmungen des Urheberrechtsgesetzes der Bundesrepublik Deutschland vom 9. September 1965 in der jeweils geltenden Fassung zulässig. Sie ist grundsätzlich vergütungspflichtig. Zuwiderhandlungen unterliegen den Strafbestimmungen des Urheberrechtsgesetzes.

© by Dr. Dietrich Steinkopff Verlag, Darmstadt, 1996

Die Wiedergabe von Gebrauchsnamen, Warenbezeichnungen usw. in diesem Werk berechtigt auch ohne besondere Kennzeichnung nicht zur Annahme, daß solche Namen im Sinne der Warenzeichen- und Markenschutzgesetzgebung als frei zu betrachten wären und daher von jedermann benutzt werden dürften.

Produkthaftung: Für Angaben über Dosierungsanweisungen und Applikationsformen kann vom Verlag keine Gewähr übernommen werden. Derartige Angaben müssen vom jeweiligen Anwender im Einzelfall anhand anderer Literaturstellen auf ihre Richtigkeit überprüft werden.

Herstellung: PRO EDIT GmbH, Heidelberg

Vorwort

Die PTCA – Perkutane transluminale Koronarangioplastie – ist eine spezielle Behandlungsmethode, um stenosierte bzw. verschlossene Koronargefäße aufzuweiten bzw. zu rekanalisieren. Die Geschichte der PTCA fand ihren Ursprung 1977, als Andreas Grüntzig die erste Ballondilatation an einem Koronargefäß durchführte. Seitdem fand eine rasante Entwicklung der Technik statt. Steuerbare Kathetersysteme, immer dünnere Ballonprofile, natürlich auch die zunehmende Erfahrung der Untersucher hat die Untersuchungszahlen auf derzeit 40 000 in der Bundesrepublik Deutschland ansteigen lassen. Die primäre Erfolgsrate stieg im Laufe der Jahre von 60 auf 90%. Diese mit viel technischem Aufwand verbundene Behandlungsmethode verlangt vom Untersucher eine langjährige Erfahrung im Bereich der invasiven Diagnostik. Für ein gutes Gelingen, vor allem auch in kritischen Situationen, ist die Zusammenarbeit zwischen Arzt, Assistenzpersonal und Patient sehr wichtig. Das Assistenzpersonal sollte über allgemeine Praxis und Erfahrung im Herzkatheterlabor verfügen, dies schließt die Assistenz bei einer Koronarangiographie ein.

Spezielle Kenntnisse, die erforderlich sind, das Krankheitsbild KHK, seine Diagnostik und die Behandlungsmethode PTCA zu erkennen und zu verstehen, sollen hier erläutert werden. Dem Anfänger, aber auch dem Fortgeschrittenen soll dieses Buch als Nachschlagewerk dienen, um sein Wissen zu erweitern beziehungsweise aufzufrischen.

Der erste Teil umfaßt die Darstellung sämtlicher Voruntersuchungen, die vor der Durchführung einer PTCA erforderlich sind, ihre weiteren Indikationen, Kontraindikationen, Komplikationen sowie die für eine KHK typischen Veränderungen.

Im zweiten Teil steht der Patient im Mittelpunkt: Aufklärung, Vorbereitungsmaßnahmen, Pflege und psychische Betreuung vor und während PTCA.

Ausstattung des Katheterlabors, Vorbereitung der Materialien, zur Zeit gebräuchliche Dilatationssysteme, Behandlungsmethode und -technik, aber auch Komplikationen und die Ausrüstung für den Notfall sind Themen im dritten Teil.

Der vierte Teil befaßt sich mit der Lysetherapie und den alternativen Methoden wie Rotablation, Atherektomie und Stent-Implantation.

Dieses Buch ist in erster Linie dem kardiologischen Assistenzpersonal gewidmet, bietet aber auch Personen, die im medizinisch-technischen Bereich arbeiten und Außendienstmitarbeitern von Firmen, die Dilatationssysteme, Katheter und Zubehör liefern, die Möglichkeit einer Allround-Information über die PTCA.

Natürlich können im vorliegenden Band nur beispielhafte Tips und Anregungen für die Vorbereitung und Durchführung der PTCA gegeben werden; unterschiedliche Methoden und Erfahrungen der Untersucher sowie die Gegebenheiten der jeweiligen Klinik müssen immer berücksichtigt werden.

An dieser Stelle möchte ich mich recht herzlich bei allen Personen und Firmen bedanken, die mich mit Schulungs- und Bildmaterial bei der Arbeit an diesem Buch unterstützt haben.

Mein Dank gilt aber auch meiner Familie, die viel Verständnis für mein zeitaufwendiges „Hobby" gezeigt hat, sowie der Planungsabteilung Medizin im Steinkopff Verlag, die mir freundlich und hilfreich zur Seite stand.

Dortmund, im Sommer 1996   *Brigitte Pütter*

Inhaltsverzeichnis

I Voruntersuchung der Patienten

1	**Anamnese**	2
2	**EKG**	7
2.1	Das Reizleitungssystem	7
2.2	Die normale Repolarisation	9
2.3	Ableittechnik	10
2.4	Das normale Elektrokardiogramm	11
2.5	Lagetypen	12
2.612	Auswertung des EKG	12
2.7	Brustwandableitungen und ihre lokale Zuordnung	13
2.8	Das pathologische EKG	15
2.8.1	Normotope Erregungsbildungsstörungen	15
2.8.2	Heterotope Erregungsbildungsstörungen	17
2.8.3	Störungen der Erregungsleitung	23
2.8.4	Das EKG bei Myokardinfarkt	26
3	**Ergometrie**	35
3.1	Vorbereitung	35
3.2	Kontraindikationen zur Durchführung eines Belastungs-EKG	36
3.3	Durchführung	37
3.3.1	Ausgangsphase	37
3.3.2	Belastungsphase	37
3.3.3	Erholungsphase	38
3.4	Beurteilung des EKG: pathologische Belastungsreaktionen	39
4	**Laboruntersuchung**	41
4.1	Serumenzymaktivitäten	41
4.2	Weitere Labordiagnostik	42
5	**Koronarangiographie**	43
5.1	Nomenklatur der Gefäße	43
5.2	Versorgungstypen	44
5.3	Indikationen für eine selektive Koronarangiographie	46
5.4	Kontraindikationen	47
5.5	Komplikationen	48
5.6	Angiographische Darstellung der Koronararterien	49

| 5.7 | Pathologische Befunde: Stenosen und ihre Beurteilung | 54 |

6	**Lävokardiographie**	59
6.1	Wandbewegungsstörungen des linken Ventrikels	59
6.2	Funktionsanalyse	61
6.3	Angiographische Darstellung des linken Ventrikels	61
6.4	Druckregistrierung im linken Ventrikel	63

| 7 | **Myokardszintigraphie** | 64 |

II Die Betreuung und Pflege der Patienten vor, während und nach der PTCA

1	Das Aufklärungsgespräch und die Einverständniserklärung	74
2	**Pflege von Patienten mit koronarer Herzkrankheit**	76
2.1	Vorbereitung zur Koronarangiographie bzw. PTCA	76
2.1.1	Aufnahmetag	76
2.1.2	Vorabend der Untersuchung	77
2.1.3	Untersuchungstag	77
2.2	Versorgung und Überwachung der Patienten im Kreislauflabor	78
2.3	Nachsorge auf der Station	81
3.	**Der Notfall**	82
4.	**Der ambulante Patient**	85

III PTCA – Perkutane transluminale Koronarangioplastie

1	**Gefäßwandveränderungen**	88
1.1	Histologischer Aufbau	88
1.2	Entstehung von Plaques	88
1.3	Restenosierung	89
2	**Wirkungsmechanismus der Ballondilatation**	90
3	**Indikationen und Kontraindikationen**	92
4	**Vorbereitung**	94
4.1	Herzchirurgisches Stand-by bzw. Back-up	94
4.2	Ausstattung des Herzkatheterlabors	95
4.2.1	Defibrillator	95
4.2.2	Externer Herzschrittmacher	99
4.2.3	Intraaortale Ballonpumpe	100
4.2.4	Zubehör für die Reanimation	110
4.2.5	Medikamente	111

5 Materialien ... 119
5.1 Führungskatheter ... 119
5.2 Intrakoronare Führungsdrähte ... 121
5.3 Verschiedene Dilatationssysteme ... 122
5.3.1 Over-the-wire-System ... 122
5.3.2 Rapid-exchange-System ... 123
5.3.3 Fixed-wire-System ... 123
5.4 Ballonmaterialien ... 124
5.5 Spezielle Dilatationskatheter ... 125
5.5.1 Perfusionskatheter ... 125
5.5.2 Koronar-Infusionskatheter ... 125
5.6 Weiteres Zubehör ... 126

6 Technik und Durchführung ... 128

7 Komplikationen ... 135
7.1 Komplikationen im Bereich der Koronararterien ... 135
7.2 Komplikationen im Bereich der Punktionsstelle ... 136

IV Alternative Techniken

1 Thrombolyse ... 138
1.1 Indikationen ... 139
1.2 Kontraindikationen ... 139
1.3 Beurteilungskriterien ... 140

2 Rotablation ... 142
2.1 Das System ... 142
2.2 Voraussetzungen ... 147
2.3 Indikationen ... 148
2.4 Kontraindikationen ... 148
2.5 Basisausstattung für die Rotablation ... 148
2.6 Vorbereitung des Patienten ... 149
2.7 Vorbereitung des Rotablator-Systems ... 152
2.8 Die Rotablation ... 154
2.8.1 Rotablations-Strategien ... 155
2.8.2 Rotablations-Protokoll ... 156
2.8.3 Rotablations-Bericht ... 157
2.9 Komplikationen ... 159

3 Atherektomie ... 161
3.1 Das System ... 161
3.2 Voraussetzungen und Indikationen ... 164
3.3 Kontraindikationen ... 166
3.4 Vorbereitung des Patienten ... 166
3.5 Vorbereitung des Systems ... 167
3.6 Die Atherektomie ... 168
3.7 Komplikationen ... 170

4	**Stent-Implantation**	171
4.1	Indikationen	176
4.2	Kontraindikationen	176
4.3	Vorbereitung des Patienten	176
4.4	Technik: „Colombo-Technik"	176
4.5	Praktische Hinweise für das Vorgehen	177
4.6	Komplikationen	179

Resümee 180

Sachverzeichnis 183

I Voruntersuchung der Patienten

1 Anamnese

Die Aufnahme eines Patienten erfolgt in der Regel über die Hauptaufnahme. Hier werden zuerst die persönlichen Daten des Patienten aufgenommen:
▶ Name
▶ Vorname
▶ Geburtsdatum
▶ Anschrift
▶ ggf. Telefonnummer der Angehörigen
▶ Versicherung
▶ Hausarzt bzw. einweisender Arzt
▶ Kardiologe.

Danach erfolgt die Einweisung auf die Station, wo nach Abwicklung aller Formalitäten durch die Stationssekretärin bzw. Stationsschwester/-pfleger die Eintrittsuntersuchung durch den Arzt vorgenommen wird.

Nachdem sich der Arzt über die zur Zeit bestehenden Beschwerden und die evtl. bisher erfolgte Behandlung (bisherige Medikamente) informiert hat, wird der Patient zur persönlichen, familiären und sozialen Anamnese befragt. Das soziale Umfeld des Patienten – Familie, häusliche Umgebung, Beruf – ist ein wesentlicher Aspekt. Die Einschätzung der Erkrankung durch den Patienten gibt oft Aufschluß auf eine psychosoziale Komponente.

Es folgen Fragen nach vitalen Funktionen wie Ernährungsgewohnheiten, Appetit, Gewichtsverlauf, Stuhlgang, Wasserlassen, Genitalfunktionen, Schlafgewohnheiten, Husten, Auswurf und die Ermittlung kardiovaskulärer Risikofaktoren, als da sind: Nikotin, Hypertonie, Hyperlipidämie, Diabetes, Stoffwechselerkrankungen.

Das Wissen um Kinderkrankheiten, sonstige frühere Erkrankungen, Unfälle und Operationen ist ebenso wichtig wie die Frage nach erblichen oder ansteckenden Erkrankungen bzw. Todesursachen verstorbener Angehöriger.

Nach diesem Gespräch folgt eine eingehende körperliche Untersuchung durch Inspektion, Auskultation und Palpation. Die Untersuchung wird abgeschlossen mit der Feststellung von Größe und Gewicht und einer Blutdruckmessung.

Diese Befunde und die Beschreibung des Beschwerdebildes des Patienten lassen eine vorläufige Diagnose zu. Eine spezielle Diagnostik zur weiteren Abklärung wird vom Arzt angeordnet.

Ein Muster für einen Anamnesebogen (vom Patienten auszufüllen) zeigen die folgenden Seiten.

ANAMNESE

Patientendaten oder Aufkleber:

Name:
Vorname:
Geb.-Datum:
Versicherung:
Adresse: Straße:
PLZ, Ort:
Tel.Nr.:
Tel.Nr. Angehörige:

Liebe Patientin, lieber Patient,
mit dem vorliegenden Fragebogen möchten wir Ihre Krankengeschichte möglichst genau erfassen, was zum einen für die stationäre Behandlung Ihrer Erkrankung wichtig ist, uns zum anderen aber bei genauer Beantwortung der hier gestellten Fragen mehr Zeit für die Besprechung der aktuellen Beschwerden und Probleme läßt.

Bitte tragen Sie hier Ihren behandelnden **Hausarzt** ein:

Name: PLZ, Ort:
Adresse: Straße:

Familienvorgeschichte
Wieviele Geschwister haben Sie? ....
Wieviele Kinder haben Sie? ....

*Sind in Ihrer Familie Erkrankungen wie **Bluthochdruck, Zuckerkrankheit, hohe Harnsäure, Schlaganfälle, Herzinfarkte** oder andere **Herzerkrankungen, Krebserkrankungen** bekannt?*

Vater ....   Mutter ....

Geschwister ....   Kinder ....

Falls die genannten Angehörigen nicht mehr leben, an welchen Erkrankungen verstarben sie?

Vater ....   Mutter ....

Geschwister ....   Kinder ....

Beruf
gelernt: *ausgeübt:*
Rentner: *seit wann:*
Anzahl der Jahre unter Tage:

Eigene Krankengeschichte
Bitte zählen Sie hier alle **Operationen** möglichst in ihrer Reihenfolge **mit Jahreszahl** auf! (z. B.: **Blinddarm, Mandeln, Leiste, Schilddrüse, Augen, Ohren, Nase, Magen-Darm, Gynäkologische OP, Galle, Herz, Tumor, Knochen u.a.**) ....
....

Bitte zählen Sie hier alle **inneren Erkrankungen** möglichst **mit Jahreszahl** auf! Zum Beispiel:
Herzinfarkt, Herzfehler
Lungenentzündung, Lungenembolie, Tuberkulose
Magen-Darmgeschwür, Darmerkrankungen, Hämorrhoiden
Gallensteine, sonstige Gallen- und Lebererkrankungen, Gelbsucht, Bauchspeicheldrüsenerkrankung (Diabetes)
Nierenerkrankungen
Thrombose, Durchblutungsstörung der Beine
Tumorerkrankungen
Schilddrüsenerkrankungen
Knochenerkrankungen (Osteoporose, Wirbelsäulenleiden)
Hauterkrankungen
Nervenkrankheiten

Medikamente

Medikamentenname	*Dosierung*	*MO*	*MI*	*AB*	*NA*

Kardiale Risikofaktoren
Leiden Sie an **Bluthochdruck**? . . . . *wieviel Jahre?*

Haben Sie **erhöhte Cholesterin-
und/oder Blutfettwerte?**

Rauchen Sie?   *was?*   *wieviel?*
Sie rauchen nicht mehr seit?

Haben Sie **erhöhte Harnsäurewerte?**

Leiden Sie an **Zuckerkrankheit?**   *wieviel Jahre?*
                                                                Insulinpflichtig seit?

Gab es in Ihrer Familie **Herzinfarkte?**

Wie **groß** sind Sie?   . . . . cm

Wie **schwer** sind Sie?   . . . . kg

Vegetative Anamnese
Wie ist Ihr **Appetit?**
Haben Sie Abneigungen gegen bestimmte Speisen?   *Gegen welche?*

Halten Sie eine bestimmte **Diät** ein?
z. B: cholesterinarm, harnsäurearm, Zuckerdiät etc.

Gewichtsverhalten:
Haben Sie stark zu oder abgenommen?   *wieviel kg?*
                                                           in welcher Zeit?

Stuhlgang:
Wie ist die Farbe des Stuhls?
War der Stuhl in letzter Zeit einmal teerschwarz?
Haben Sie Blut im Stuhlgang bemerkt?

Urin:
Müssen Sie nachts aufstehen, um Wasser zu lassen?
Wie oft?   Urinmenge?   viel   mäßig   wenig

Auswurf:
Haben Sie Husten?
Haben Sie Auswurf beim Husten?   gelblich   grünlich   weißlich   rötlich

Haben Sie **Luftnot** im Ruhezustand?
Haben Sie Luftnot bei Belastung?   nach   Etagen   Treppen

Schwitzen *Sie nachts sehr stark?*

Haben Sie abends **dicke Beine?**

Wieviel **Alkohol** *trinken Sie?*   Bier   Wein   Schnaps   pro Tag
                                                                       pro Woche

Sind bei Ihnen irgendwelche **Allergien** *bekannt?*
Gegen welche Substanzen, Medikamente, Röntgenkontrastmittel?

2 EKG

Die Elektrokardiographie zur Diagnostik krankhafter Veränderungen des Herzens ist eine notwendige Routinemaßnahme. Um rechtzeitig pathologische Veränderungen im EKG erkennen zu können, benötigt man eine intensive EKG-Ausbildung. Zahlreiche Fachbücher stehen hierfür zur Verfügung.

Dieses Kapitel soll dazu dienen, einige Grundlagen über das EKG, die zur Patientenüberwachung erforderlich sind, zu vermitteln bzw. bestehende Kenntnisse aufzufrischen. Das normale EKG (Abb. 1), Ableittechnik, Auswertung, pathologische Veränderungen, hier im wesentlichen ischämisch bedingte, sowie Rhythmusstörungen bzw. Störungen der Erregungsleitung werden erläutert.

2.1 Das Reizleitungssystem

Der Sinusknoten (Keith und Flack, 1907) stellt den normalen Schrittmacher des Herzens dar. Er ist zur autonomen rhythmischen Reizbildung fähig, liegt unmittelbar subepikardial im Sulcus terminalis des rechten Vorhofes an der Einmündung der Vena cava superior und ist oval, etwa 10–20 mm groß. Der Sinusknoten wird von der Sinusknotenarterie, die in 55–75% aus der rechten Kranzarterie, in 30–45% aus dem Ramus circumflexus der linken Kranzarterie entspringt, mit Blut versorgt. Einigen Autoren zufolge stammt der Sinusknoten aus der Adventitia der Sinusknotenarterie.

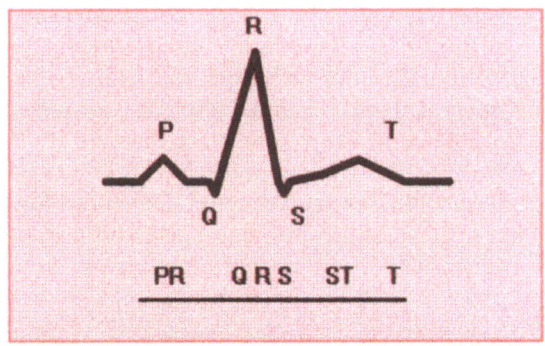

Abb. 1 Die Elemente des EKG

8 2 EKG

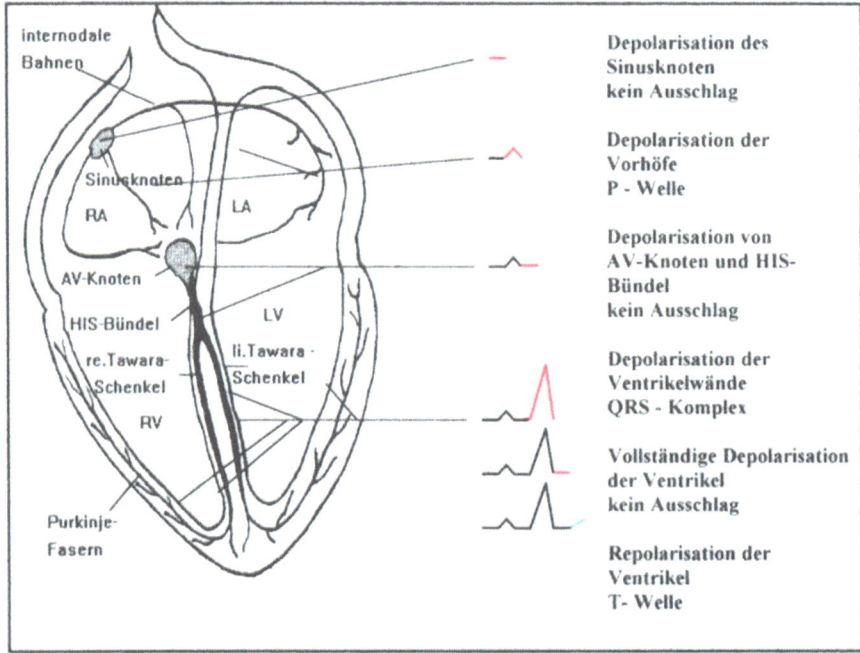

Abb. 2 Darstellung der Herzerregung und elektrokardiographische Konsequenzen

Neben neurohumoralen Einflüssen von Vagus und Sympathikus unterliegt der Sinusknoten mechanischer Beeinflussung durch Übertragung von Druck und Pulsationen der Aorta ascendens, was ihn zur optimalen Anpassung der Herzfrequenz an die aktuelle Kreislaufsituation befähigt. Die elektrische Erregung (Abb. 2) breitet sich vom Sinusknoten über die Vorhofmuskulatur über spezielle Bahnen differenzierter Vorhofmyokardiozyten aus. Diese Bahnen werden als Thorel-, Wenckebach-, James- und Bachmannbündel bezeichnet. Diese Bündel münden im AV-Knoten (Atrioventrikularknoten, Aschoff-Tawara-Knoten), der subendokardial in der rechts kaudal-posterioren Region des Septum intraatriale liegt. Der AV-Knoten wird von der AV-Knotenarterie der rechten Kranzarterie versorgt. Nach kaudal geht der AV-Knoten in das His-Bündel über, die einzige muskuläre Verbindung zwischen Vorhöfen und Ventrikeln. Nach Passage der Pars membranacea des Septums dringt das His-Bündel in die Pars muscularis ein und teilt sich in den linken und rechten Tawara-Schenkel. Der linke Tawara-Schenkel teilt sich wiederum in einen anterioren und posterioren Anteil. Es schließt sich das feinverzweigte Werk der Purkinje-Fasern bis in die subendokardialen Schichten an.

2.2 Die normale Repolarisation

Die Elektrokardiographie registriert die bei jeder Herzkontraktion auftretenden elektrischen Potentialänderungen des Herzmuskels und zeichnet diese als Funktion der Zeit auf. Die Änderung der Potentiale wird nach adäquater Verstärkung auf einen mit konstanter Geschwindigkeit (25 oder 50 mm/s) laufenden Papierstreifen aufgezeichnet. Die resultierende Kurvenform spiegelt die bei jeder Herzaktion sich rhythmisch wiederholenden Depolarisationen und Repolarisationen (Abb. 3) der Vorhof- und Kammermuskulatur wieder.

Erregter und unerregter Teil einer Muskelfaser bilden einen Dipol, da die Faser einen negativen und einen positiven Pol aufweist. Die elektrische Wirkung des Dipols wird als Vektor dargestellt. Der Vektor verläuft parallel zur Muskelfaser und folgt der Erregungsausbreitung. Er entspricht der Spannungsdifferenz zwischen erregter und unerregter Faser. Die Spannungsdifferenz wird in mV gemessen. Die Spitze des Vektors stimmt mit der Richtung der positiven Spannung überein. Den Erregungsbeginn einer Muskelfaser nennt man Depolarisation. Die Depolarisation (−) beginnt am Endokard und verläuft in Richtung Epikard. Der noch nicht erregte Teil (+ +) verhält sich positiv. Die Erregungsrückbildung nennt man Repolarisation. Der Vektor kehrt sich um, die Ausschlagrichtung verläuft nun in umgekehrter Richtung, d.h. die Repolarisation beginnt dort, wo die Depolarisation endet, am Epikard. Da die Repolarisation langsamer abläuft, ist die Spannungsdifferenz entsprechend länger anhaltend und kleiner, die Ausschläge in der zweiten Phase der Kurve aus diesem Grund breiter und niedriger.

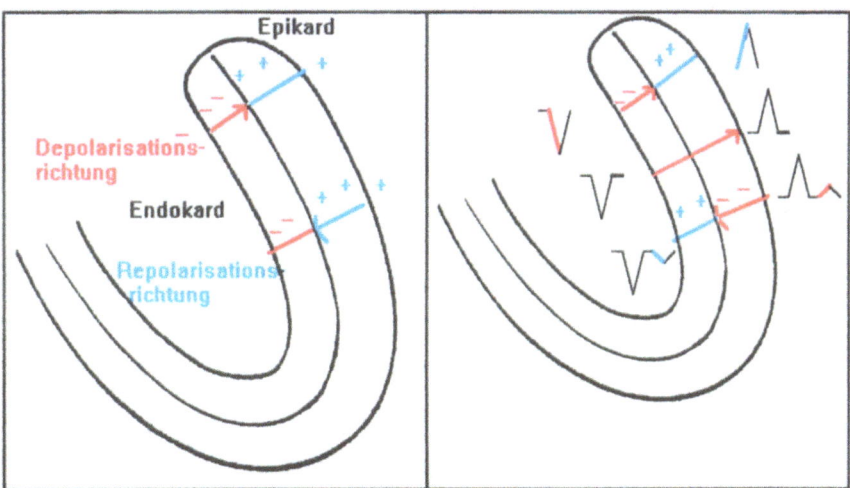

Abb. 3 Depolarisation und Repolarisation

2.3 Ableittechnik

Bei den Standardableitungen nach Einthoven (Abb. 4) werden Spannungsdifferenzen zwischen zwei Extremitäten (bipolar) abgeleitet. Es ergibt sich aus den Ableitungen ein gleichseitiges Dreieck, in dessen Mitte das Herz lokalisiert ist. Die Ableitungen werden mit I, II und III gekennzeichnet.

Bei den unipolaren Extremitätenableitungen nach Goldberger (aVR, aVL, aVF) wird durch elektrischen Zusammenschluß zweier Extremitätenelektroden eine indifferente Elektrode gebildet. Gegen diese Bezugselektrode werden dann die Potentialänderungen an der dritten Extremitätenelektrode abgeleitet. Einthoven- und Goldberger-Ableitungen erfassen die Vektorprojektionen in der Frontalebene.

Bei den Brustwandableitungen nach Wilson werden alle Extremitätenelektroden zur Bezugselektrode zusammengeschaltet. Die 6 der Brustwand anliegenden Elektroden sind differente Elektroden, sie ergeben die Ableitungen von V_1–V_6. Die Ableitungen spiegeln die Vektorprojektionen auf die

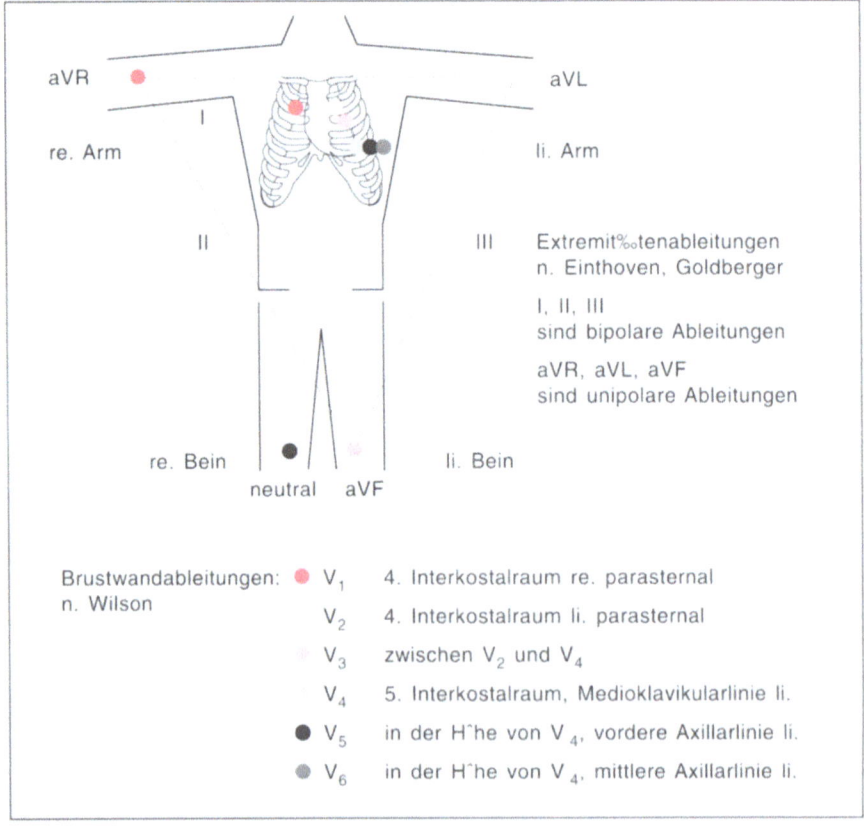

Abb. 4 Die Standardableitungen eines EKG

in der Herzmitte gelegene Horizontalebene dar. V_1 und V_2 liegen in der Regel über dem rechten Herzen, V_3–V_4 über dem Septum und V_5–V_6 über dem linken Ventrikel.

2.4 Das normale Elektrokardiogramm

Die im Kurvenablauf des Elektrokardiogramms erkennbaren Abschnitte werden nach Einthoven mit den Buchstaben P, Q, R, S, T und gegebenenfalls U benannt.

Die P-Welle entspricht der Depolarisation beider Vorhöfe. Der erste Teil der P-Welle stammt vom rechten, der zweite Teil vom linken Vorhof, der etwas später erregt wird. Der Ausschlag der Vorhofrepolarisation ist in der Regel nicht erkennbar, da er vom Kammerkomplex verdeckt wird. Die normale Dauer der P-Welle beträgt <0,10 s. Die Höhe der P-Welle beträgt <0,25 mV. Die PQ-Strecke entspricht der atrioventrikulären Überleitung (Beginn Vorhoferregung bis Beginn Kammererregung). Die Normwerte sind frequenzabhängig – d.h. mit höherer Frequenz wird die Dauer kürzer –; sie liegen zwischen 0,12 und 0,20 s.

Der QRS-Komplex ist Abbild der Depolarisation beider Kammern. Die Q-Zacke ist negativ und steht mit ihrer Tiefe in Beziehung zur R-Zacke: Q darf in den Extremitätenableitungen nicht tiefer sein als 1/4 der Höhe der R-Zacke. Eine höhere Amplitude und eine Verbreiterung auf mehr als 0,04 s wären pathologisch. Die Dauer des QRS-Komplexes beträgt 0,08 s, eine Verlängerung auf mehr als 0,10 s wäre ebenfalls pathologisch. Die Amplituden des QRS-Komplexes variieren je nach Lagetyp des Herzens. R ist am kleinsten in V_1, nimmt bis V_4/V_5 zu und fällt gegen V_6 wieder ab (regelrechte R-Progression). S ist in V_1 größer als R, in V_2 am größten und wird dann kleiner, um in V_6 ganz zu verschwinden (regelrechter R/S-Umschlag). Das Ende der ventrikulären Erregungsausbreitung wird durch die S-Zacke gekennzeichnet. Sie ist nicht obligat.

Die ST-Strecke ist physiologisch isoelektrisch. Die T-Welle ist Ausdruck der Kammerrepolarisation. T ist allgemein positiv, die Amplitude liegt zwischen 1/8 und 2/3 des zugehörigen R. Seine Form ist asymmetrisch (langsamer Anstieg, schneller Abfall zur Nullinie), abgerundeter Gipfel. Eine ST-Hebung sowie ein negatives T können auch organisch bedingt sein, daher müssen klinische Daten bei der Auswertung mit berücksichtigt werden.

Die QT-Dauer entspricht der Gesamtdauer der Kammererregung und wird von Beginn der Q-Zacke bis Ende der T-Welle gemessen. Die QT-Dauer hängt sehr stark von der Herzfrequenz ab, sie sollte daher nach Tabellen korrigiert werden, um eine Vergleichbarkeit zu gewährleisten. Viele Antiarrhythmika verlängern die QT-Dauer.

Die U-Welle am Ende der T-Welle ist in ihrer Bedeutung und Entstehung noch unklar. Eine verspätete Repolarisation der Papillarmuskeln wird diskutiert. Besonders deutlich tritt die U-Welle bei der Hypokaliämie hervor. Sie wird nicht regelhaft gefunden.

2.5 Lagetypen

Die Projektion des größten QRS-Vektors auf die Frontalebene entspricht der mittleren elektrischen Ausbreitungsrichtung der Erregung des Herzmuskels und wird als elektrische Achse des Herzens bezeichnet. Der Lagetyp wird durch den Winkel α bestimmt, den die elektrische Achse mit der Horizontalen, also der durch die Ableitung I gelegten Gerade, bildet. Sie stimmt nicht zwingend mit der anatomischen überein. Die elektrische Achse kann durch vektorielle Addition der Projektionen gebildet werden, wobei der Betrag des Vektors der R-Amplitude entspricht. Der genaue Winkel ist für die Klinik von untergeordneter Bedeutung, daher genügt ein Abschätzen und die Einteilung der elektrischen Achse in die Lagetypen:

- *Rechtstyp: 90°–120°*
  Physiologisch ist der Rechtslagetyp bei Kleinkindern, ansonsten spricht er für eine chronische Rechtsherzbelastung.
- *Überdrehter Rechtstyp: 120°–180°*
  Rechtsherzbelastung, Rechtsschenkelblock, linksposteriorer Hemiblock sind die Ursachen.
- *Steiltyp: 90°–60°*
  Steilstellung der Herzachse beim Astheniker oder beim Emphysemthorax.
- *Mitteltyp oder Indifferenztyp: 60°–30°*
  Physiologischer Lagetyp.
- *Linkstyp: 30°–30°*
  Gefunden wird der Linkstyp bei Adipositas mit Zwerchfellhochstand oder Linksherzbelastung.
- *Überdrehter Linkstyp: −30°–90°*
  Zumeist liegt eine Linksherzhypertrophie oder ein linksanteriorer Hemiblock vor.

2.6 Auswertung des EKG

Folgendes Vorgehen wird empfohlen:
1. Bestimmung des Rhythmus oder auffälliger Rhythmusstörungen
2. Bestimmung der Herzfrequenz
3. Messen von P, PQ, QRS und QT
4. Bestimmung des Lagetyps
5. Systematische Kontrolle der Morphologie (Deformierung von P, QRS, ST-Senkung, -Elevation, Form der T-Wellen)
6. Beschreibung abnormer Zeichen der Kurvenabschnitte
7. Zusammenfassende Beurteilung

Normaler Sinusrhythmus
- Beim normalen Sinusrhythmus folgt auf jede P-Welle nach entsprechender PQ-Distanz ein QRS-Komplex.
- Die PR-Intervalle sind in allen Ableitungen gleichbleibend.

Kein Sinusrhythmus
- Keine P-Welle sichtbar.
- Keine P-Welle, sondern Vorhofflimmern, -flattern oder Vorhoftachykardie.
- Keine P-Welle sichtbar durch Überlagerung des Kammerkomplexes durch supraventrikuläre oder ventrikuläre Tachykardie.

Amplituden- und Frequenzberechnung. Das EKG-Papier hat horizontale und vertikale Linien. Diese Linien sind in mm-Abstände unterteilt. Die horizontalen Linien ermöglichen die Berechnung der Amplituden (mm), die vertikalen Linien erlauben ein Frequenzberechnung (ms). Vor der Aufzeichnung eines EKG muß eine Eichung des EKG-Schreibers durch kurzes Drücken der Eichtaste (erfolgt bei entsprechend programmierten Geräten automatisch) erfolgen. Die Eichzacke beträgt 1 mV (dies entspricht 1 cm = 10 mm auf dem EKG-Papier). Die Kammerfrequenz wird mit Hilfe der RR-Abstände errechnet. Bei variablen RR-Abständen muß man die QRS-Komplexe über einen Zeitraum von 6 Sekunden zählen und dann mit 10 multiplizieren, um die Frequenz zu errechnen. Hilfreich bei der EKG-Auswertung sind sog. EKG-Lineale. Die Skalen ermöglichen eine Frequenzbestimmung von 2 oder 3 Herzzyklen bei einer Papiergeschwindigkeit von 25 oder 50 mm/s. Am seitlichen Rand befinden sich Skalen zum Ablesen der Amplitudenhöhe für P, R, S und T bei einer Eichung von 1 mV. Ein Schema zur Bestimmung der QT-Dauer, eine Tabelle mit Normwerten (Abb. 5a) und eine Abbildung des Cabrera-Kreises zur Bestimmung des Lagetyps (Abb. 5b) machen das EKG-Lineal zu einem wertvollen Helfer bei der EKG-Diagnostik.

Bestandteile des EKG. Die diastolische Ruhephase wird durch die isoelektrische Linie (Grund- oder Nullinie) dargestellt. Artefakte in dieser Grundlinie können durch starkes Muskelzittern oder nicht fest anliegende Elektroden hervorgerufen werden. Zacken oder Wellen oberhalb dieser Grundlinie werden als positiver, Zacken oder Wellen unterhalb dieser Grundlinie als negativer Ausschlag bezeichnet. Von biphasischen Wellen spricht man, wenn ein Teil der Welle positiv und der andere negativ ist.

2.7 Brustwandableitungen und ihre lokale Zuordnung

Die Form des EKG variiert entsprechend der Ableitungspunkte über dem Herzen (Abb. 6, 7).

Wichtig ist das Verhältnis zwischen der Amplitude der R-Zacke und der Amplitude der S-Zacke in einem QRS-Komplex (Abb. 8). Normalerweise ist der linke Ventrikel muskelstärker als der rechte, somit entspricht eine R/S-Relation unter 1 einer Ableitung vom rechten Ventrikel. Eine Ableitung mit R/S-Relation über 1 entspricht dem linken Ventrikel. R/S-Relationen von 1 deuten auf die Übergangszone zwischen rechtem und linkem Ventrikel.

2 EKG

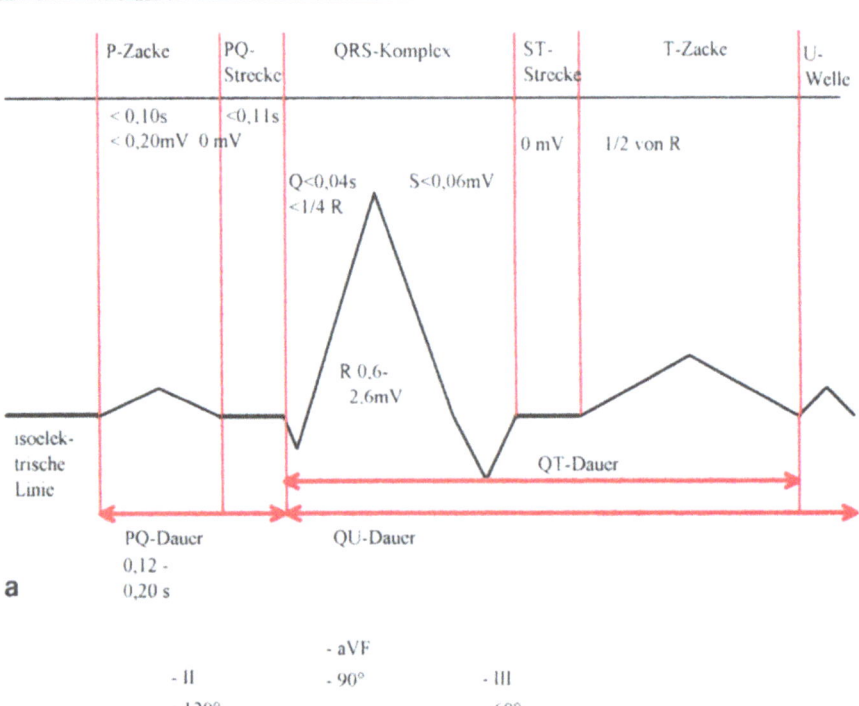

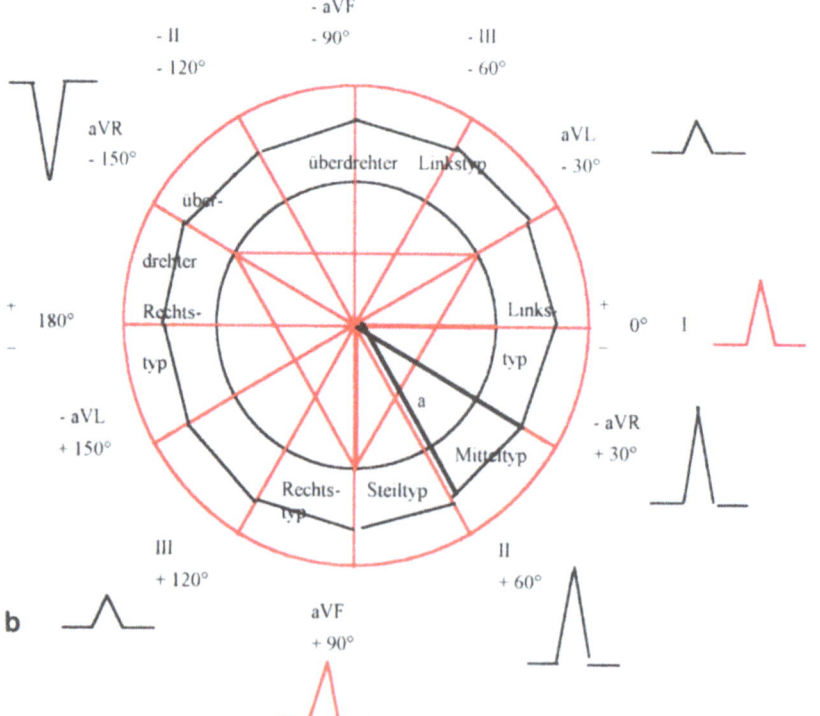

Abb. 5 **a** Normwerte zur Berechnung von Amplituden und Bestimmung von Zeitwerten
b Cabrera-Kreis zur Bestimmung des Lagetyps

2.8 Das pathologische EKG

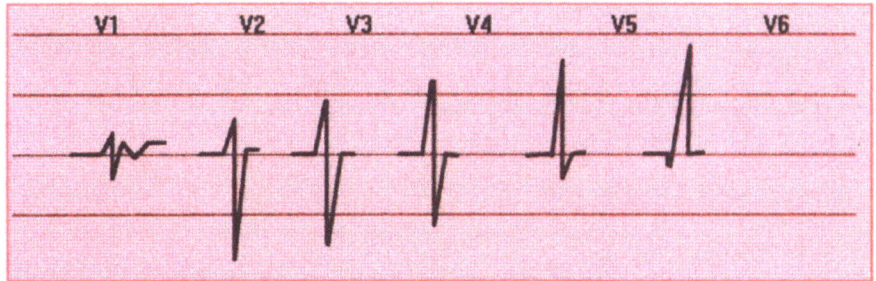

Abb. 6 Normales Bild der Brustwandableitungen

Rechter Ventrikel	V_1	V_2	V_3			
Linker Ventrikel				V_4	V_5	V_6
Vorderwand des linken Ventrikels		V_4	V_5			
Lateralwand des linken Ventrikels		V_5	V_6			
Obere Septumanteile		V_2	V_3			

Abb. 7 Lokale Zuordnung der Brustwandableitungen

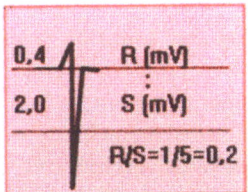

Abb. 8 R/S-Relation

2.8 Das pathologische EKG

Pathologische Veränderungen zeigen sich im EKG durch Anomalien in den Ableitungen.

2.8.1 Normotope Erregungsbildungsstörungen

Sinustachykardie (Abb. 9)

Der Sinusrhythmus überschreitet die Frequenz von 100/min.

Sinusbradykardie (Abb. 10)

Die Frequenz des Sinusrhythmus liegt unter 60/min.

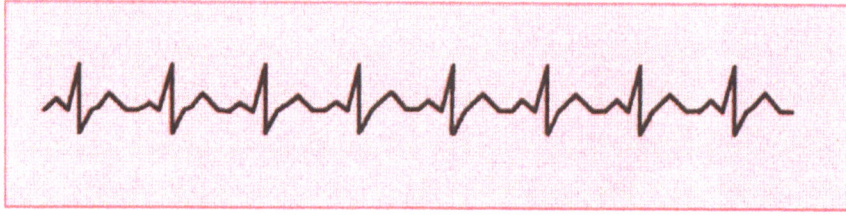

Abb. 9 Sinustachykardie

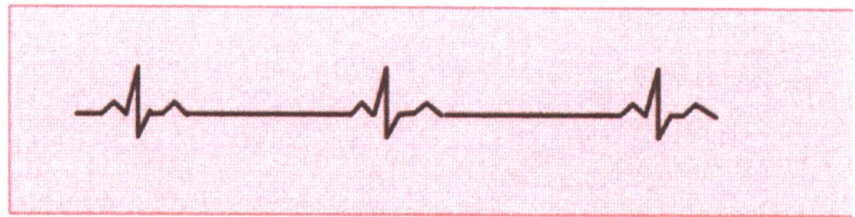

Abb. 10 Sinusbradykardie

Sick-Sinus-Syndrom (Abb. 11)

Hierbei handelt es sich um eine chronische Störung der Sinusknotenfunktion, von der Erregungsbildung und Erregungsleitung betroffen sind. Es kommt zu einem Wechsel zwischen Bradykardie und Tachykardie; im EKG können verschiedene Störungen beobachtet werden: Sinusbradykardie, Sinusbradyarrhythmie, Vorhof- oder AV-Knoten-Ersatzrhythmus und Vorhofflimmern. Diese Störungen können einzeln oder kombiniert auftreten.

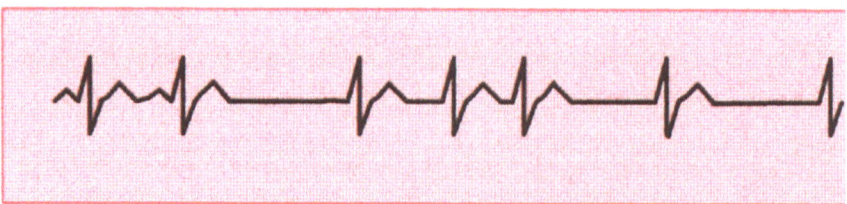

Abb. 11 Sick-Sinus-Syndrom

2.8 Das pathologische EKG

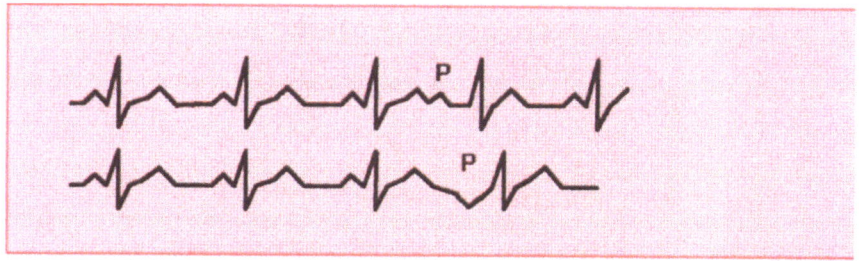

Abb. 12 Supraventrikuläre Extrasystolen

2.8.2 Heterotope Erregungsbildungsstörungen

Extrasystolen

Zusätzliche Herzaktionen, die irgendwo in einem Myokardbezirk außerhalb des Sinusknoten ihren Ursprung haben. Je nach Lokalisation dieses sog. Zentrums werden sie in Vorhof-, Überleitungs- (*supraventrikulär*) oder Kammerextrasystolen (*ventrikulär*) unterteilt. Die Form einer Extrasystole ist abhängig vom Zeitpunkt des Auftretens innerhalb einer Herzaktion. Meistens treten Extrasystolen verfrüht auf. Sie können unregelmäßig zwischen normalen Schlägen vorkommen oder in regelmäßigen Abständen, z. B. bei jedem 2., 3. oder 4. Schlag (Bigeminus, Trigeminus oder Quadrigeminus).

Supraventrikuläre Extrasystolen (Abb. 12). Diese atrialen oder auch nodalen Extrasystolen entspringen oberhalb der Tawara-Schenkel im Bereich der Vorhöfe oder um den AV-Knoten.
- vorzeitiges Erscheinen der P-Welle und des dazugehörigen QRS-Komplexes.
- veränderte Form der P-Welle gegenüber der normalen Sinus-P-Welle.

Ventrikuläre Extrasystolen. Diese Extrasystolen entspringen aus irgendeinem Bereich des rechten oder linken Ventrikels, ausgelöst durch einen Impuls, der dem Purkinje-Netzwerk der Kammern entstammt.
- Sie folgen keiner Vorhofaktion.
- Der QRS-Komplex ist abnorm geformt.
- Auf jede Extrasystole folgt eine Pause, die sog. postextrasystolische Pause.
- Bei Ursprung der vorkommenden Extrasystolen vom gleichen Ort gleiche Konfiguration.
- Bei Ursprung der vorkommenden Extrasystolen von verschiedenen Orten spricht man von multifokalen Extrasystolen.

Zur Beschreibung ventrikulärer Arrhythmien wird eine von Lown (1971) eingeführte Klassifizierung benutzt. (Abb. 13 a–h)

18 2 EKG

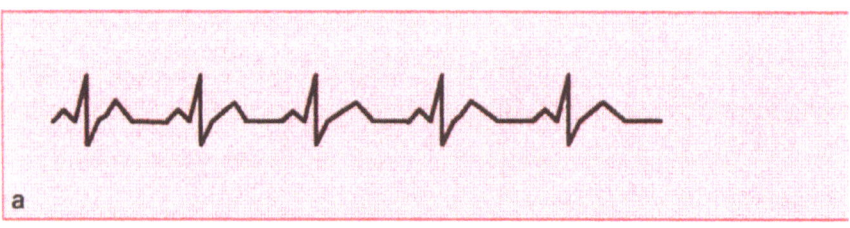

Abb. 13a Lown-Klasse 0:
Keine ventrikulären Extrasystolen

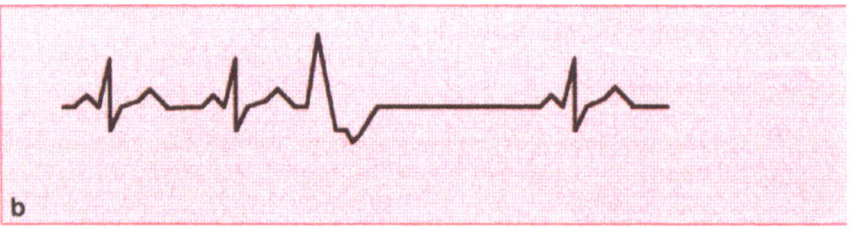

Abb. 13b Lown-Klasse I:
Weniger als 30 monotope ventrikuläre Extrasystolen

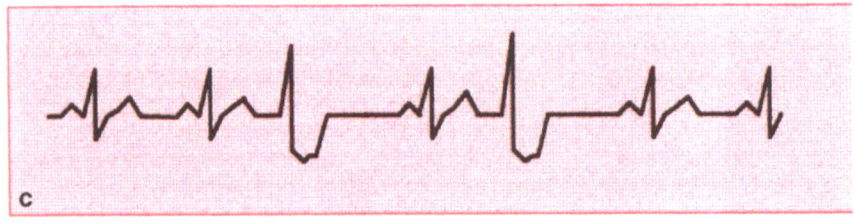

Abb. 13c Lown-Klasse II:
Mehr als 30 monotope ventrikuläre Extrasystolen

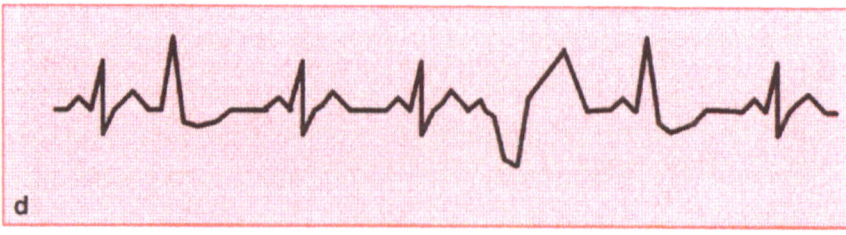

Abb. 13d Lown-Klasse III a:
Polytope ventrikuläre Extrasystolen aus zwei oder mehr ektopischen Foki

2.8 Das pathologische EKG 19

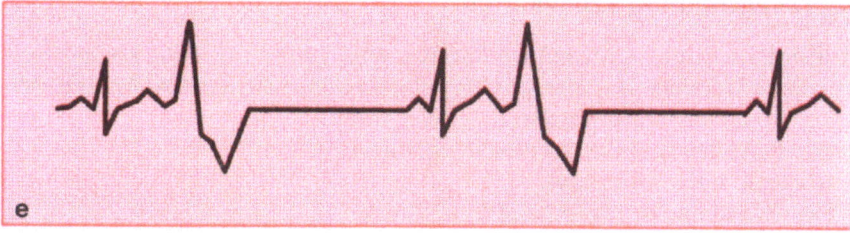

Abb. 13e Lown-Klasse III b:
Ventrikuläre Extrasystolen in Bigeminusform

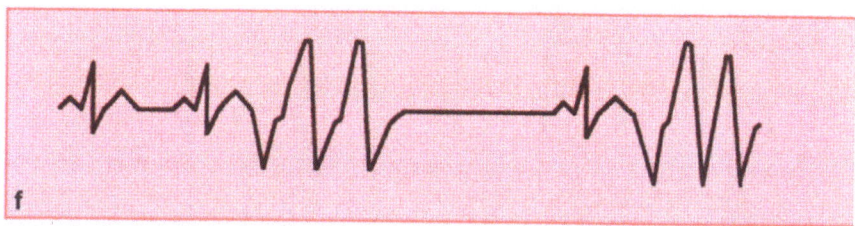

Abb. 13f Lown-Klasse IVa:
Repetitive ventrikuläre Extrasystolen in Form von Couplets

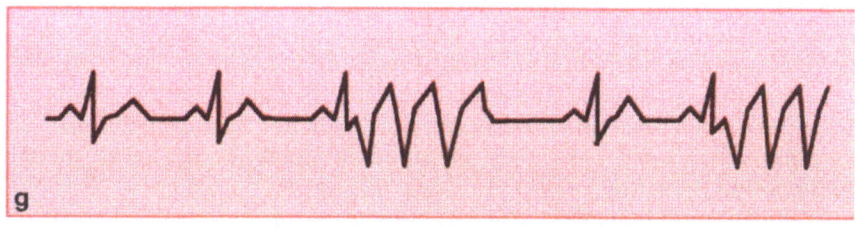

Abb. 13g Lown-Klasse IVb:
Repetitive ventrikuläre Extrasystolen in Form von Salven von drei oder mehr ventrikulären Extrasystolen hintereinander mit einer Frequenz von mehr als 100/min

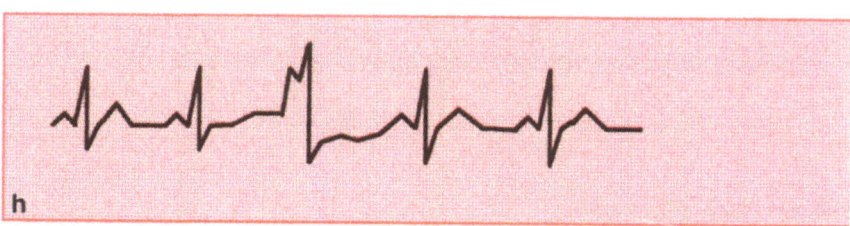

Abb. 13h Lown-Klasse V:
Frühzeitig einfallende Extrasystolen mit R- auf T-Phänomen

Supraventrikuläre Tachykardie

Multifokale supraventrikuläre Tachykardie (Abb. 14). Hier können verschiedene Bereiche des Herzens als Schrittmacher dienen: SA-Knoten, AV-Knoten oder Myokardbezirke in den Vorhöfen.
- Die P-Wellen sind unterschiedlich geformt
- Normale QRS-Komplexe.
- Der Rhythmus ist regelmäßig.
- Das PQ-Intervall variiert.
- Die Frequenz der P-Wellen beträgt 120–150/min.

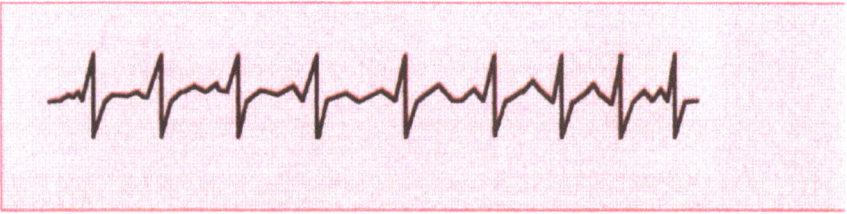

Abb. 14   Multifokale supraventrikuläre Tachykardie

Vorhofflimmern (Abb. 15). Wenn von mehreren Stellen im Vorhof gleichzeitig Impulse abgegeben werden, kommt es zu einer unregelmäßigen Depolarisation in den Vorhöfen mit einer Frequenz von 350–600/min. Im EKG wird dies durch eine wellige Grundlinie ohne P-Wellen sichtbar. Nicht alle Impulse werden über den AV-Knoten weitergeleitet, da die Zellen nach der Depolarisation kurzfristig einer erneuten Stimulation gegenüber unempfindlich sind (refraktär).
- Wellige Grundlinie (Frequenz 350–600/min).
- Unregelmäßiger Abstand der QRS-Komplexe (Arrhythmie).
- QRS-Frequenz bis 200/min.
- QRS-Komplex normal.

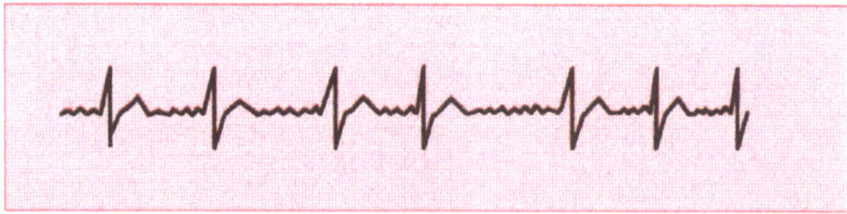

Abb. 15   Vorhofflimmern

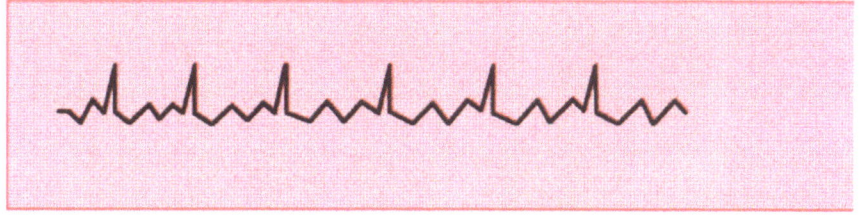

Abb. 16 Vorhofflattern

Vorhofflattern (Abb. 16). Von einem sog. Zentrum im Vorhof werden in regelmäßigen Abständen Impulse mit einer Frequenz von 200–350/min abgegeben.

Man unterscheidet zwischen:

Typ A nach Waldo:
▶ regelmäßiges Vorhofflattern mit einer Frequenz von 200–300/min
▶ günstig für eine Überstimulation

und

Typ B nach Waldo:
▶ unregelmäßiges Vorhofflattern mit einer Frequenz von >300/min
▶ keine Überstimulation möglich.

Im EKG sieht man typische sägezahnartige Flatterwellen. Durch die Refraktärzeit des AV-Knotens werden in der Regel bis zu 230 Impulse pro Minute weitergeleitet. Somit handelt es sich um einen atrioventrikulären Block von 2:1 oder 3:1, d.h. die Hälfte oder ein Drittel der Vorhofimpulse werden an die Kammern weitergeleitet.
- Flatterwellen.
- normale QRS-Komplexe.
- regelmäßige oder unregelmäßige QRS-Komplexe.
- QRS-Frequenz abhängig vom Grad des AV-Blocks.

Ventrikuläre Tachykardie (Abb. 17)

Wenn mehrere ventrikuläre Extrasystolen aufeinander folgen, spricht man von einer ventrikulären Tachykardie. Ihr Auftreten kann nur kurzfristig, es kann aber auch lang anhaltend sein. Der Impuls geht von einem ektopen Kammerfokus im rechten oder linken Ventrikel aus. Es können Frequenzen von 100–250/min vorkommen.

- Vorzeitiger QRS-Komplex – verbreitert >0,12 s.
- QRS-Frequenz >100/min.
- Meistens keine P-Wellen sichtbar.

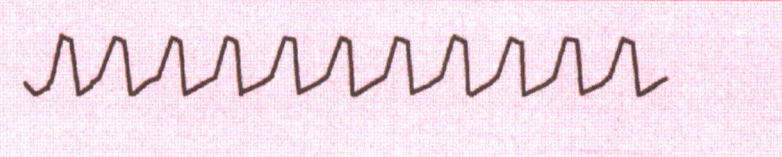

Abb. 17 Ventrikuläre Tachykardie

Kammerflattern (Abb. 18)

Impuls erfolgt durch ektopen Fokus mit einer Frequenz von 250–350/min. Kammerflattern kann auch aus einer ventrikulären Tachykardie oder ventrikulären Extrasystolen entstehen.
- Haarnadelkurvenartige Kammerkomplexe mit hoher Amplitude.
- Frequenz 250–350/min.
- Kein QRS-Komplex erkennbar.
- Häufig Übergang in Kammerflimmern.

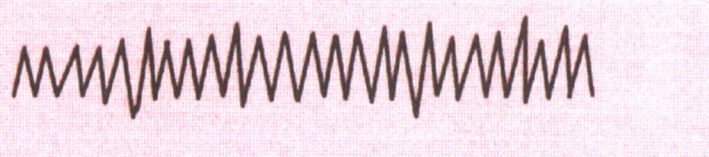

Abb. 18 Kammerflattern

Kammerflimmern (Abb. 19)

Mehrere Zentren im Ventrikelmyokard depolarisieren unabhängig voneinander in unregelmäßigen Abständen. Es kommt zur Unterbrechung der Koordination von Kammeraktivität und Muskelkontraktion. Beim Myokardinfarkt wird Kammerflimmern oft durch eine ventrikuläre Extrasystole ausgelöst, die in den ersten 2/3 der T-Welle auftritt: das sog. R- auf T-Phänomen.
- Es entsteht eine völlig unregelmäßige Grundlinie.
- Keine QRS-Komplexe erkennbar.
- Frequenz 200–600/min.
- Funktioneller Stillstand des Herzens.

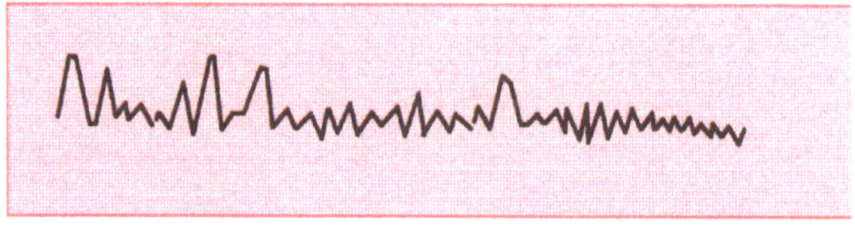

Abb. 19 Kammerflimmern

2.8.3 Störungen der Erregungsleitung

Atrioventrikulärer Block

AV-Block I. Grades (Abb. 20). Eine Störung bzw. Verzögerung der Impulsüberleitung von den Vorhöfen zu den Ventrikeln.
- Verzögerung der Impulsüberleitung.
- PQ-Dauer über 0,2 s verlängert.
- Normale Folge von P-Wellen und QRS-Komplexen.

AV-Block II. Grades. In diesem Fall fällt die Impulsüberleitung von den Vorhöfen zu den Kammern intermittierend aus. Man unterscheidet 2 Typen:

Mobitz-Block I (Wenckebach-Block) (Abb. 21). Die Überleitungszeit wird während mehrerer Herzaktionen fortschreitend länger, bis ein Impuls vollständig blockiert wird und der Kammerkomplex ausfällt. P-Wellen und QRS-Komplexe sind normal.

Mobitz-Block II (Abb. 22). Es kommt gelegentlich zum Ausfall eines Kammerkomplexes bei normalem oder konstant verlängertem PQ-Intervall.

Der Ausfall des QRS-Komplexes entsteht durch eine Blockierung im His-Bündel oder distalwärts und kann unregelmäßig erfolgen; so kann ein 2:1-, 3:1- oder ein 4:1-AV-Block entstehen.

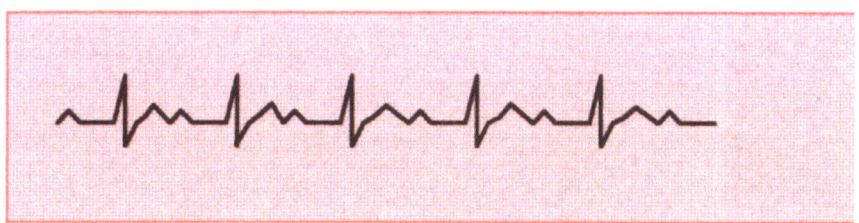

Abb. 20 AV-Block I. Grades

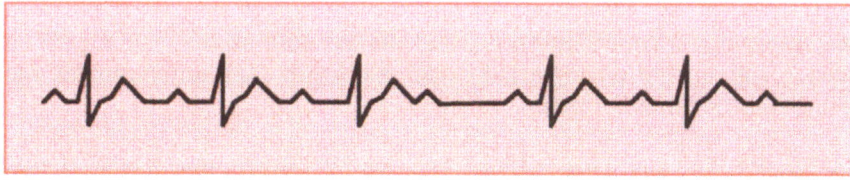

Abb. 21 Mobitz-Block I

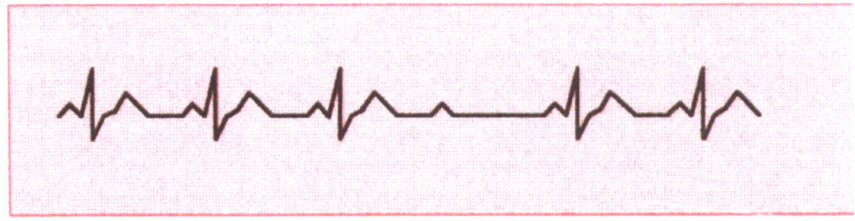

Abb. 22 Mobitz-Block II

AV-Block III. Grades (Abb. 23). Sämtliche supraventrikuläre Impulse werden im Reizleitungssystem blockiert. Ersatzweise können Impulse von der näheren Umgebung des AV-Knotens ausgehen oder aus einem tiefer gelegenen Zentrum, den Ventrikeln. Ein nodaler Ersatzrhythmus führt zu einer Frequenz von 30–40/min. Entwickelt sich kein Ersatzrhythmus, kommt es zur ventrikulären Asystolie.
- Keine Beziehung zwischen P und QRS-Komplex.
- Bei Ersatzrhythmus oberhalb des AV-Knotens Frequenz 50–60/min. QRS-Komplex schmal.
- Bei Ersatzrhythmus unterhalb des AV-Knotens Frequenz 30–40/min. QRS-Komplex verbreitert.
- Kein Ersatzrhythmus – ventrikuläre Asystolie.

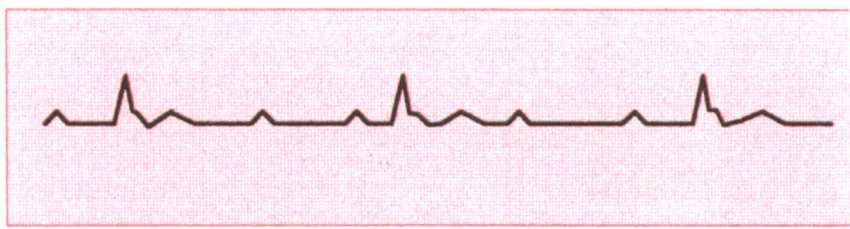

Abb. 23 AV-Block III. Grades

Sinuatrialer Block (SA-Block)

Die Impulse, die vom Sinusknoten auf die Vorhofmuskulatur übergeleitet werden sollen, sind eingeschränkt oder blockiert. Man unterscheidet wie beim AV-Block drei Formen:

SA-Block I. Grades. Dieser Block kann im EKG nicht diagnostiziert werden, weil die Depolarisation des SA-Knotens nicht sichtbar ist.

SA-Block II. Grades (Abb. 24). Es kommt zur Blockierung der SA-Überleitung, dadurch keine Vorhof- oder Kammeraktivität.
- Im EKG keine P-Wellen, keine dazugehörigen QRS-Komplexe.
- Das Auftreten ist unregelmäßig.

2.8 Das pathologische EKG   25

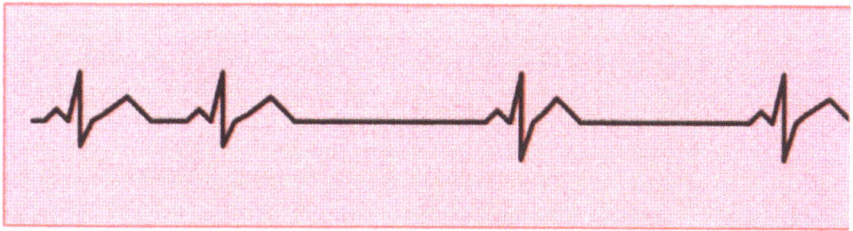

Abb. 24 SA-Block II. Grades

SA-Block III. Grades und Sinusarrest (Abb. 25). Beide Formen erscheinen im EKG als Asystolie. Beim SA-Block handelt es sich um eine Blockierung der Erregungsleitung zwischen Sinusknoten und Vorhöfen, beim Sinusarrest fehlt die Entladung des Sinusknoten.

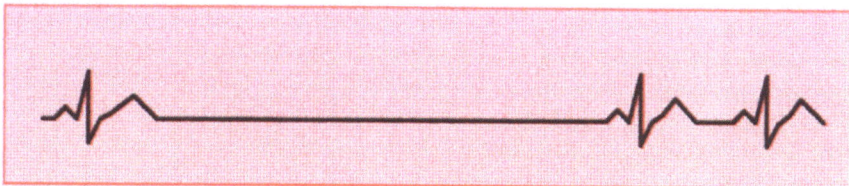

Abb. 25 SA-Block III. Grades und Sinusarrest

Schenkelblockbilder

Pathologische Veränderungen der Erregungsleitung im Bereich der Ventrikel werden als Schenkelblock bezeichnet. Je nach Lokalisation spricht man von einem Rechts- oder Linksschenkelblock. Im EKG findet man als typische Zeichen:
- eine Verbreiterung des QRS-Komplexes auf mehr als 0,1 s,
- die T-Welle verhält sich zur breitesten Zacke des QRS-Komplexes gegensinnig.

Inkompletter Schenkelblock (verzögerte Erregung): QRS-Verbreiterung nicht über 0,11 s.

Kompletter Schenkelblock (blockierte Erregung): QRS-Verbreiterung über 0,11 s.
Beim kompletten Schenkelblock sieht man in den ersten 0,04 s eine normale Konfiguration des QRS-Komplexes, später kommt es zu einer Normabweichung. Man unterscheidet typische Formen – bedingt durch Läsion des HIS-Bündels oder der Tawara-Schenkel – von atypischen Formen, bei denen sich neben dem Schenkelblockbild noch weitere Läsionen darstellen, z. B. Myokardinfarkt.

Der typische komplette Rechtsschenkelblock (Abb. 26)
- QRS-Komplex verbreitert über 0,11 s.
- In Abl. I breitester QRS-Komplex.
- In V_1 und V_2 M-förmiger RR'-Komplex.
- V_4, V_5 und V_6 zeigen eine normale Q- und normale R-Zacke.
- Entsprechend der verzögerten Depolarisation der rechten Kammer findet sich in V_5 und V_6 eine breite S-Zacke.

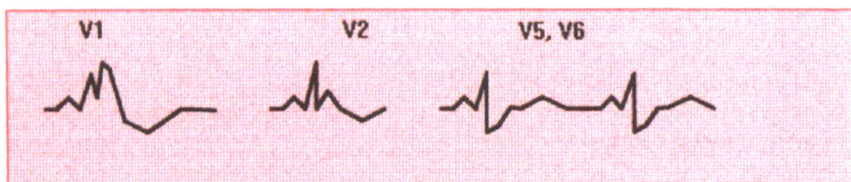

Abb. 26 Typischer kompletter Rechtsschenkelblock

Der typische komplette Linksschenkelblock (Abb. 27). Durch die Blockierung des linken Tawara-Schenkels kommt es zu einem veränderten Depolarisationsablauf in den Kammern.
- Typisches Merkmal sind hohe R-Zacken in Abl. I, V_5 und V_6 und eine M-förmige Verbreiterung des QRS-Komplexes.
- Tiefe S-Zacken in den Ableitungen V_1 und V_2.
- ST-Strecke und T-Welle verhalten sich gegensinnig zum QRS-Komplex.

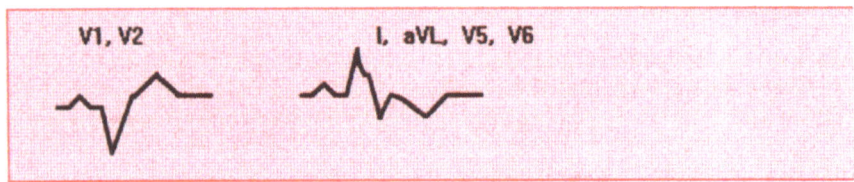

Abb. 27 Typischer kompletter Linksschenkelblock

2.8.4 Das EKG bei Myokardinfarkt

Im Verlauf eines Myokardinfarktes kommt es zu typischen Veränderungen im EKG. Diese EKG-Veränderungen geben Aufschluß über den Zeitpunkt sowie das Ausmaß des Infarktes (Abb. 28).

Der Beginn eines Infarktes in den ersten Minuten zeigt im EKG die Zeichen einer subendokardialen Ischämie, d.h. die Repolarisation wird verzögert, die Erregungsausbreitung jedoch nicht beeinflußt. Die ischämische Zone bleibt länger elektronegativ, es kommt zu einer Überhöhung der T-Welle; man spricht vom sog. „Erstickungs-T" (Abb. 29a).

2.8 Das pathologische EKG

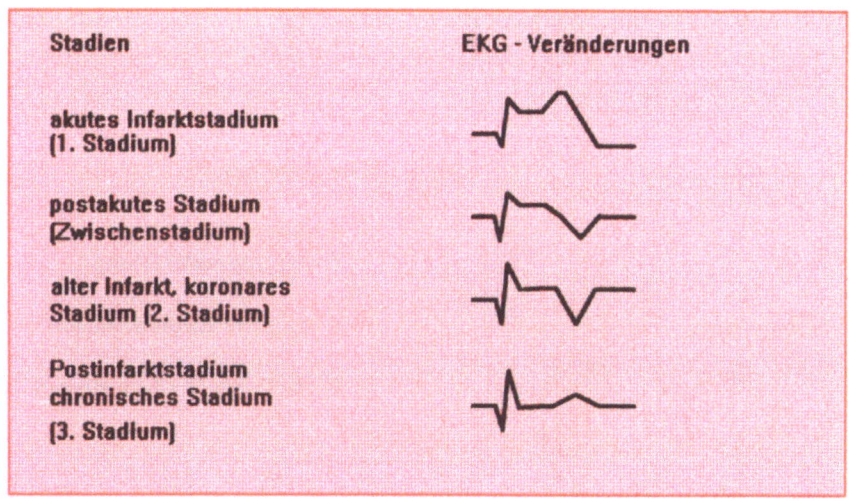

Abb. 28 Schematische Darstellung der EKG-Veränderungen bei Myokardinfarkt

Eine längerandauernde Ischämie führt zu einer weitergehenden Schädigung des Herzmuskelgewebes; man nennt diesen Zustand Läsion (Abb. 29b). Im EKG entsteht ein sog. Verletzungsstrom, d. h. der verletzte Muskel wird nicht vollständig erregt; dies zeigt sich in einer Versetzung der ST-Strecke; Je nach Lage bzw. Ausmaß der Läsion kommt es zu einer Anhebung der ST-Strecke (Abb. 30a) und im weiteren Verlauf bilden sich spitznegative T-Wellen („koronares T") (Abb. 30b) Besteht die Ischämie bzw. Läsion über einen längeren Zeitraum, so kommt es zum Gewebszerfall, der Nekrose (Abb. 29c). In diesem Bereich ist die Erregungsausbreitung gestört, der betroffene Herzmuskelabschnitt ist elektrisch inaktiv. Im EKG wird die Nekrose durch ein ausgeprägtes Q gekennzeichnet.

Der Myokardinfarkt ist eine umschriebene Myokardnekrose infolge einer kritischen Herabsetzung der Blutversorgung in einem Muskelbezirk. Ursache ist in der Regel ein Verschluß einer Koronararterie durch Thrombose in einem sklerotischen Gefäß, bei Aufbruch eines atheromatösen Intimaplaques. Durch die Unterbrechung der Durchblutung kommt es in dem Myokardareal distal des Verschlusses zum Untergang von Herzmuskelgewebe. Die Ausdehnung des Infarktes richtet sich nach der Lokalisation des Koronarverschlusses, aber auch danach, ob zu dem verschlossenen Gebiet präformierte Kollateralverbindungen hinführen oder nicht. Neben dem die gesamte Schicht umfassenden transmuralen Infarkt gibt es auch den Innenschichtinfarkt. Er kann entstehen, wenn eine Durchblutungsstörung nur vorübergehend bestand oder wenn die Kollaterisierung ausreicht, um die weniger gefährdeten Außenschichten des Herzmuskels zu erhalten. Das EKG erlaubt nicht nur die Diagnose und die Erfassung des Stadienablaufes, sondern auch die Beurteilung von Lokalisation und Ausdehnung des Infarktes. Myokardinfarkte betreffen in erster Linie den linken Ventrikel, isolierte rechtsventrikuläre Infarkte stellen eine Rarität dar. Bei etwa 30% der Hinterwandinfarkte muß jedoch mit einer rechtsventrikulären Beteiligung gerechnet werden.

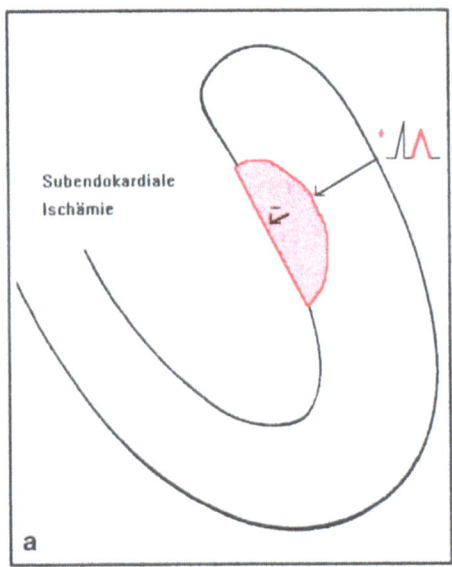

Abb. 29a Ischämie

Die Ischämie

- **erhaltene Richtung der Erregungsausbreitung**

- **verzögerte Repolarisation**

- **Erstickungs-T (T-en-dome)**

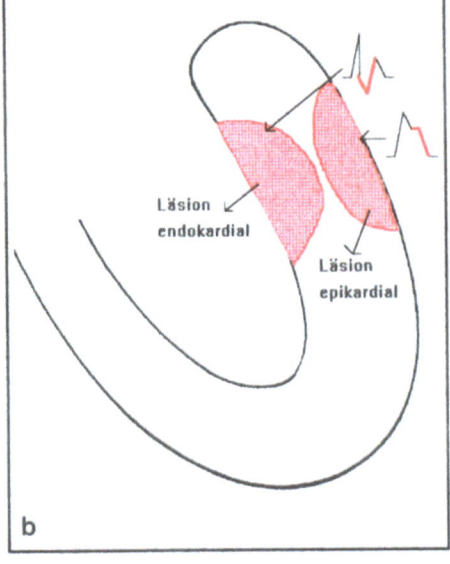

Abb. 29b Läsion

Die Läsion

- **stellt eine ausgeprägtere, aber noch reversible Verletzung des Herzmuskelgewebes dar**

- **führt zur Beeinflussung des Aktionspotentials**

- **Anhebung des ST-Segmentes (je nach Ausmaß der Läsion – transmuraler Infarkt –, stärker ausgeprägt)**

- **später Rückgang der ST-Strecke
negative T-Welle**

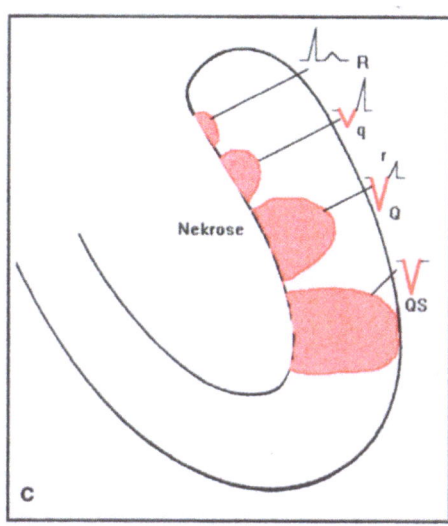

Die Nekrose

- irreversible Schädigung des Herzmuskelgewebes

- keine Erregungsausbreitung in der nekrotischen Zone

- im EKG ausgeprägte Q-Zacke als Zeichen der „elektrischen Nekrose"

- die Ausprägung der Nekrosezone spiegelt sich in der Tiefe der Q-Zacke, während die Höhe von R die Dicke der gesunden Zone zeigt

Abb. 29c Nekrose

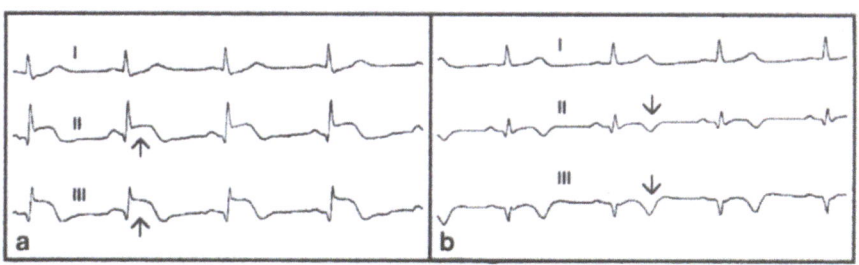

Abb. 30 a Frischer Hinterwandinfarkt b nach 10 Tagen

Lokalisation des Infarktes

Vorderwandinfarkt (Abb. 31 a–d)*

Anterolateraler Infarkt: Der Infarkt wird verursacht durch einen Verschluß des Ramus interventricularis anterior der linken Kranzarterie.
Betroffen ist hierdurch die anterolaterale Seite der linken Herzkammer.

Typische EKG-Veränderungen: I, aVL, V_5 und V_6

---

* Als Vorlage für die Abbildungen 31 und 32 diente die Zeichnung von Kaltenbach, Vallbracht und Schneeberger in: Kaltenbach M (1989) Kardiologie – Information. 2. Auflage. Steinkopff, Darmstadt.

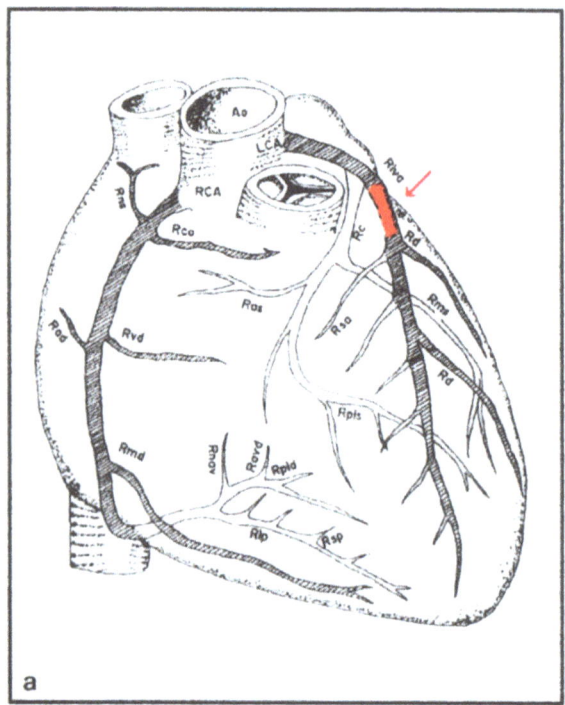

Abb. 31a
Anterolateraler Infarkt

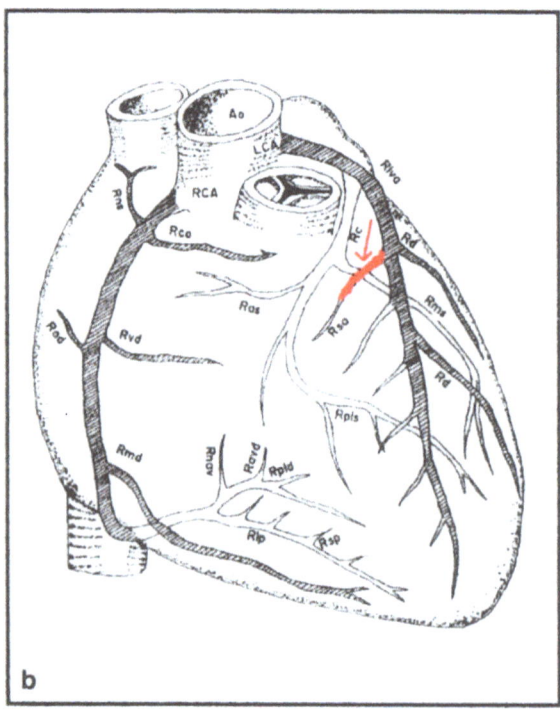

Abb. 31b
Anteroseptaler Infarkt

Anteroseptaler Infarkt: Der Verschluß von Seitenästen des Ramus interventrikularis anterior ist Ursache des anteroseptalen Infarktes.

Typische EKG-Veränderungen: V_2–V_4

Apikaler Infarkt: In der Regel sind apikale Infarkte auf einen Verschluß im distalen Abschnitt des Ramus interventricularis anterior der linken Kranzarterie zurückzuführen.

Typische EKG-Veränderungen: I, V_3, V_4

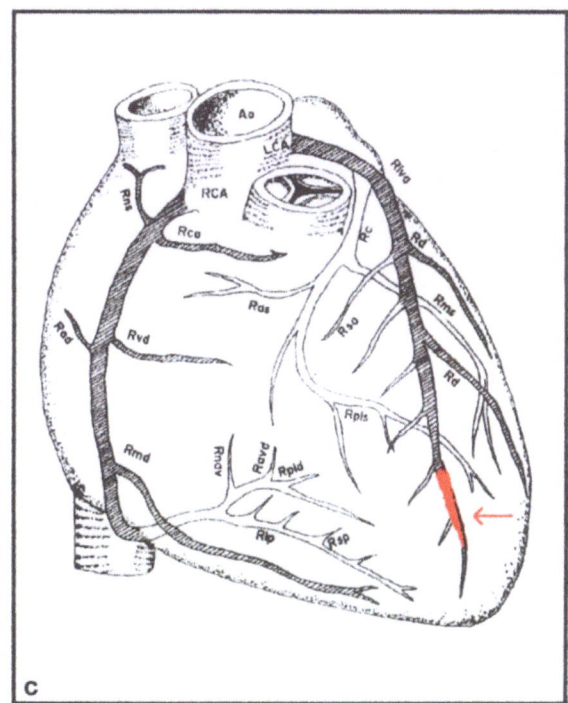

Abb. 31c Apikaler Infarkt

Anterobasaler Infarkt: Durch einen Verschluß eines Seitenastes des Ramus circumflexus entsteht dieses Infarktbild.

Typische EKG-Veränderungen: I, V_6

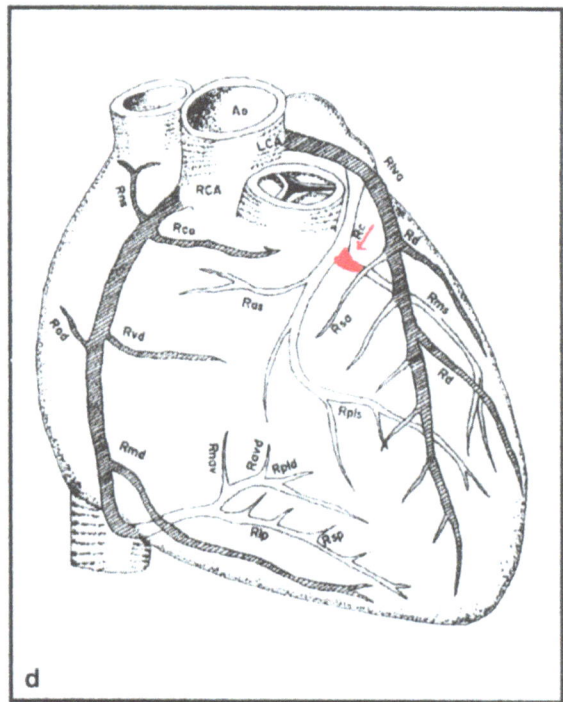

Abb. 31 d
Anterobasaler Infarkt

Hinterwandinfarkt (Abb. 32a–c):

Posteroinferiorer (diaphragmaler) Infarkt: Der Verschluß des Ramus interventricularis der rechten Kranzarterie ist meist Ursache für einen posteroinferioren Infarkt.
Da sich das Infarktgeschehen in dem dem Zwerchfell (Diaphragma) benachbarten Myokard abspielt, spricht man auch von einem diaphragmalen Infarkt.

Typische EKG-Veränderungen: II, III, aVF, (V_3, V_4)

Posteroseptaler Infarkt: Die Bezeichnung weist bereits auf die Lage des Infarktes hin. Er ist auf die Hinterwand begrenzt und liegt meist über dem Kammerseptum.
Verantwortlich ist ein Verschluß der rechten Kranzarterie, in einigen Fällen auch ein Verschluß des Ramus interventricularis.

Typische EKG-Veränderungen: häufig nicht durch das EKG nachweisbar, evtl. ST-Senkung in V_3, V_4

2.8 Das pathologische EKG 33

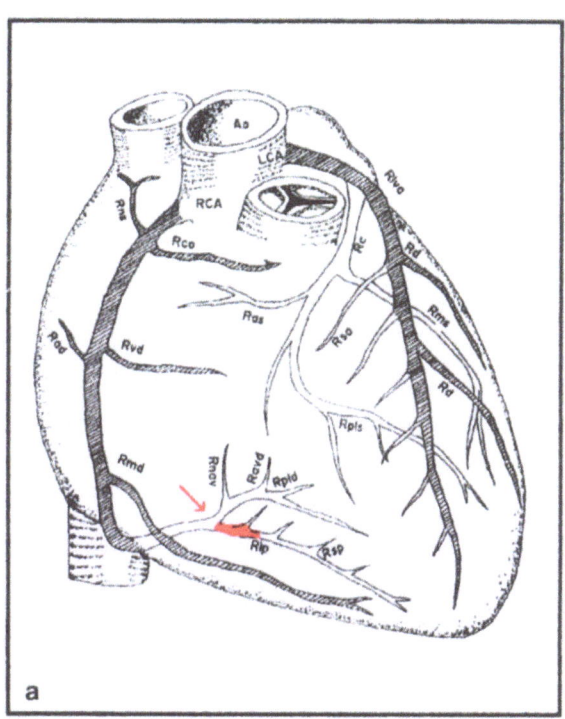

Abb. 32a
Posteroinferiorer Infarkt

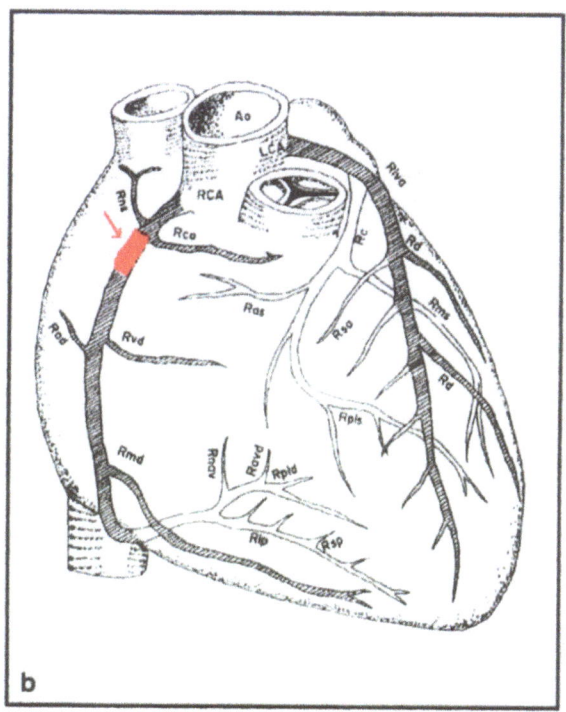

Abb. 32b
Posteroseptaler Infarkt

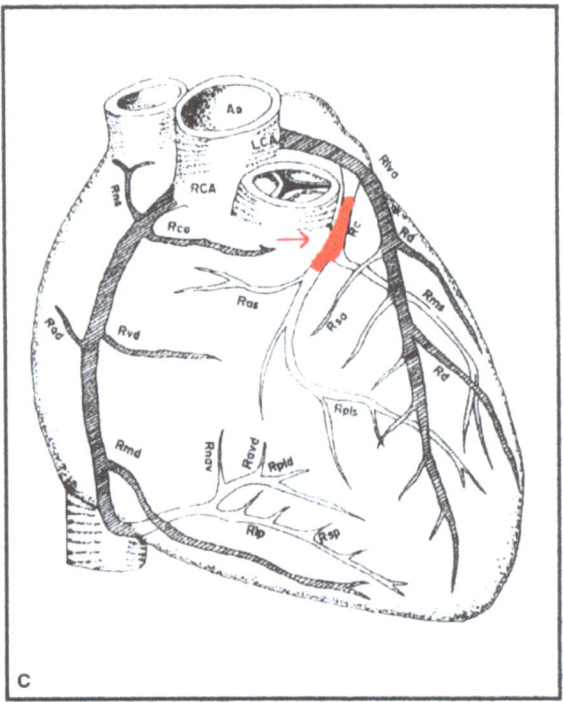

Abb. 32c
Posterolateraler Infarkt

Posterolateraler Infarkt: Betroffen ist hier hauptsächlich die Seiten- und Hinterwand der linken Herzkammer, hervorgerufen durch einen Verschluß des Ramus circumflexus der linken Kranzarterie.

Typische EKG Veränderungen: II, III, aVL, V_6

Posterobasaler Infarkt: Bei dieser Infarktlokalisation handelt es sich ebenfalls um einen Verschluß des Ramus circumflexus, jedoch durch einen etwas geänderten Gefäßverlauf höher gelegen.

Typische EKG Veränderungen: aVF, V_6

3 Ergometrie

Die ergometrische Belastungsuntersuchung dient der Feststellung der Leistung des kardiopulmonalen Systems bzw. der Aufklärung einer koronaren Herzerkrankung.

Unter dem Begriff „Belastungs-EKG" versteht man die Überprüfung des Elektrokardiogramms, des Blutdrucks und der steigenden Herzfrequenz.

Unter Belastung macht sich eine Herzmuskelmangeldurchblutung in Form einer Verlagerung der ST-Strecke bemerkbar.

Praktisch geeignet sind Fahrradergometer im *Sitzen* bzw. *Liegen*.

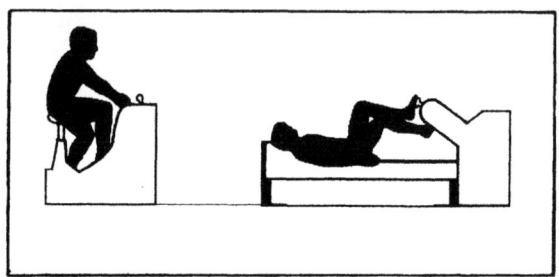

Abb. 33 Fahrradergometer (aus Kaltenbach H (1989) Kardiologie-Information, 2. Auflage. Steinkopff, Darmstadt)

3.1 Vorbereitung

Vor Beginn der Untersuchung müssen folgende Punkte berücksichtigt werden:
▶ Der Patient muß vorher klinisch untersucht worden sein, eine vollständige Anamnese muß vorliegen.
▶ Die Vormedikation (Digitalis, Betablocker, Antiarrhythmika, Nitrate usw.) muß bekannt sein.
▶ Information des Patienten über den bevorstehenden Belastungstest
▶ Einverständnis des Patienten
▶ Aufzeichnung eines Ruhe-EKG
▶ Messen der Herzfrequenz
▶ Messen des Blutdrucks.

3 Ergometrie

Indikationsstellung, Alter und Geschlecht bestimmen die Durchführung der Belastungsuntersuchung. Ziel ist das Erreichen einer bestimmten Herzfrequenz zur Identifizierung einer Ischämiereaktion im EKG. Die sog. maximale Herzfrequenz bezieht sich auf das Alter des Patienten:

	Altersdekade (Jahre)				
	20–29	30–39	40–49	50–59	60–69
Maximale Herzfrequenz	190	162	182	155	179
85% der maximalen Herzfrequenz	152	171	145	164	139

Maximale und submaximale Herzfrequenz für verschiedene Altersgruppen (nach Löllgen und Ulmer)

In der klinischen Routine reicht es aus, wenn der Patient submaximal ausbelastet wird, dies entspricht 85% der maximalen Herzfrequenz. Formel zur Berechnung der submaximalen Herzfrequenz : 220 minus Lebensalter.

3.2 Kontraindikationen zur Durchführung eines Belastungs-EKG

- ▶ Ausgangsblutdruck über 220/120 mm Hg in Ruhe
- ▶ schwere Herzinsuffizienz (NYHA > III*)
- ▶ im Ruhe-EKG aufgetretene Zeichen einer Ischämie (ST-Senkung, ST-Hebung!)
- ▶ frischer Infarkt
- ▶ akute Myokarditis, Perikarditis, Endokarditis oder sonstige fieberhafte Infekte
- ▶ Pulmonalstenose – pulmonale Hypertonie
- ▶ hämodynamisch wirksame Aortenstenose
- ▶ Aneurysma dissecans
- ▶ maligne Herzrhythmusstörungen
- ▶ frische thromboembolische Prozesse im großen und kleinen Kreislauf

---

* Stadieneinteilung der Beschwerdesymptomatik bei Herzinsuffizienz nach NYHA (1945)
   I   keine Symptome
   II Symptome bei stärkerer Belastung
   III Symptome bei leichter Belastung
   IV Symptome schon in Ruhe

3.3 Durchführung

Unter strenger Indikationsstellung und strenger Kontrolle kann eine Belastungsuntersuchung bei folgenden Patienten durchgeführt werden:
▶ Vorliegen pektanginöser Beschwerden schon bei leichter Belastung
▶ nach abgelaufenem Infarkt (nach ca. 3 Wochen)
▶ bei Herzwandaneurysma
▶ bei intraventrikulären Leitungsstörungen
▶ bei implantiertem Schrittmacher.

Drei Phasen werden bei einer ergometrischen Untersuchung unterschieden:
1. die Ausgangsruhephase
2. die Belastungsphase
3. die Erholungsphase.

3.3.1 Ausgangsphase

Anfertigung eines Ruhe-EKG; Messen der Herzfrequenz und des Blutdrucks.

3.3.2 Belastungsphase

Stufenweise Belastung des Patienten unter Berücksichtigung des Alters und des Krankheitsbildes. Man sollte die Unterbelastung eines Patienten vermeiden, da diese lediglich eine Muskelermüdung der Beine, nicht aber eine ausreichende Belastung des Herz-Kreislaufsystems hervorruft. Ebenso falsch wäre es jedoch, einen Patienten durch überhöhte Forderung zu gefährden.

Vorsicht ist vor allem bei Patienten mit belastungsabhängigen Beschwerden geboten. Hier muß mit entsprechend niedrigen Belastungsstufen begonnen werden. Nachdem man mit einer individuell angepaßten Leistungsstufe (25, 50 oder 75 Watt) beginnt, erfolgt die weitere Steigerung der Belastung in Schritten von 25 Watt in 2minütigen Abständen.

Ableittechnik bei der Ergometrie

Die Brustwandableitungen werden beim Belastungs-EKG im Sitzen wie im Liegen in gleicher Weise wie beim Ruhe-EKG angeordnet. Die Extremitätenelektroden werden beim sitzenden Patienten auf dem Rücken plaziert. Bei der Ergometrie im Liegen müssen die Extremitätenelektroden möglichst rumpfnah angelegt werden.

Registrierung. V_1–V_6 oder das Standard-Programm für Ergometrie: aVR, aVL, aVF, V_2, V_4, V_6.

Abbruchkriterien beim Belastungs-EKG

Normale physiologische Abbruchkriterien sind:
▶ das Erreichen der Soll-Frequenz bzw. Soll-Leistung.

Pathologische Abbruchkriterien sind:
▶ ein Blutdruck systolisch über 250 mm Hg
diastolisch über 120 mm Hg
▶ Blutdruckabfall oder fehlender -anstieg
▶ Herzfrequenzabfall oder fehlender -anstieg
▶ Angina-pectoris-Beschwerden
▶ ST-Senkung >0,2 mV
▶ ST-Hebung >0,1 mV
▶ Rhythmusstörungen: gehäufte, salvenartige oder polytope Extrasystolen
▶ ventrikuläre Tachykardien
▶ AV-Block II. oder III. Grades
▶ Auftreten eines Schenkelblocks
▶ Claudicatio intermittens
▶ körperliche Erschöpfung, Muskelermüdung, Luftnot, Schwindel, Kopfschmerzen.

3.3.3 Erholungsphase

Nach einer Belastungsdauer, die durchschnittlich 6 Minuten beträgt, folgt die Erholungsphase, in der über einen Zeitraum von ca. 5 Minuten eine weitere Kontrolle von EKG, Puls und Blutdruck erfolgen muß.

Auch in der Erholungsphase können Ischämiereaktionen und Rhythmusstörungen auftreten.

Während der gesamten Belastungs- und Erholungsphase müssen in 1–2-Minutenabständen eine EKG-Aufzeichnung und das Messen von Frequenz und Blutdruck durchgeführt werden. Bei Rhythmusstörungen sollte die EKG-Aufzeichnung kontinuierlich erfolgen!

> Wegen möglicher Komplikationen muß am Untersuchungsplatz eine komplette Ausrüstung für die Durchführung einer Reanimation vorhanden sein. Dies bezieht sich auf Defibrillator, Intubationsbesteck, Beatmungsbeutel und alle bekannten und üblichen Notfallmedikamente!

3.4 Beurteilung des EKG: pathologische Belastungsreaktionen

Das Auftreten von horizontalen oder deszendierenden ST-Streckensenkungen – mehr als 0,1 mV in den Extremitätenableitungen und mehr als 0,2 mV in den Brustwandableitungen – spricht für eine Ischämiereaktion. (Abb. 36 a–e).

Man unterscheidet:

Unter Belastung auftretende Rhythmusstörungen, die auf eine KHK deuten können:
▶ supraventrikuläre oder ventrikuläre Extrasystolen (monotop oder polytop, Salven)
▶ absolute Arrhythmie, Vorhofflattern, Vorhofflimmern
▶ AV-Block II. / III. Grades
▶ Schenkelblockbilder.

Falsch positive Reaktionen im Belastungs-EKG:
▶ Medikamente: z.B. Digitalis, Antiarrhythmika, Betablocker, Nitrate*
▶ Hypokaliämie
▶ Neurovegetative Einflüsse
▶ WPW-Syndrom
▶ Linkshypertrophie
▶ Klappenfehler
▶ Bei jungen Frauen beobachtet man oft falsch positive Reaktionen (Ursache unbekannt).

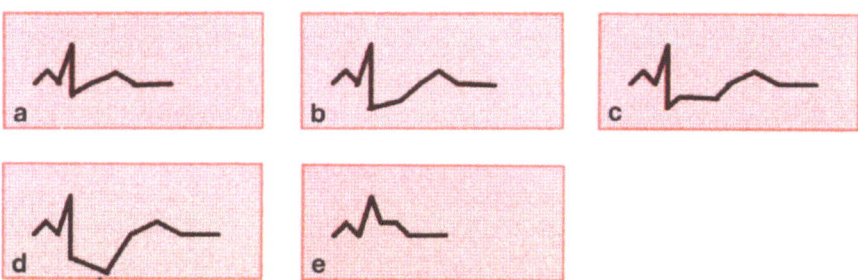

Abb. 34 a–e. **a** Aszendierende ST-Streckensenkung – nicht pathologisch. **b** Verzögert aszendierende ST-Streckensenkung – Verdacht auf Koronarinsuffizienz. **c** Horizontale ST-Streckensenkung >0,1 mV – typische Ischämiereaktion. **d** Deszendierende ST-Streckensenkung >0,1 mV – typische Ischämiereaktion. **e** ST-Streckenhebung >0,2 mV – Verdacht auf proximale RCA-Stenose oder Hauptstammstenose

 * Digoxin-Präparate 2 Wochen, Digitoxin 3 Wochen vor dem Belastungstest absetzen!
Betablocker sollten je nach Wirkungsdauer 6–48 Std. vorher nicht mehr eingenommen werden!
Nitrate sollten 2–4 Std. vor der Ergometrie nicht mehr verabreicht werden!

Falsch negative Reaktionen im Belastungs-EKG:
▶ bei Eingefäßerkrankung (RCA)
▶ bei guter Kollateralisierung.

4 Laboruntersuchung

4.1 Serumenzymaktivitäten

Um einen Infarkt im Frühstadium mit Sicherheit diagnostizieren zu können, ist neben dem EKG die Blutuntersuchung zum Nachweis von Serumenzymaktivitäten unerläßlich. In den ersten 4–6 Stunden kann ein pathologischer Anstieg von SCPK und CK-MB (Abk. s. u.) ein Infarktgeschehen anzeigen. Den höchsten Wert erhält man nach 12–36 Stunden.

Das Myokard weist eine hohe Enzymaktivität auf. Beim Myokardinfarkt werden durch die Schädigung der Herzmuskelzellen Muskelenzyme freigesetzt und gelangen so in den Blutstrom.

Die 4 wichtigsten Enzyme zum Nachweis eines Infarktes sind:

▶ SCPK   Serum-Kreatinin-Phosphokinase
  (CK-MB)   (Isoenzym der Kreatinkinase*)

▶ SGOT   Serum-Glutamat-Oxalessigsäure-Transaminase

▶ SLDH   Serum-Laktat-Dehydrogenase
            (schnell wanderndes Isoenzym)

▶ SHBD   Serum-Alpha-Hydroxy-Buttersäure-Dehydrokinase

Während ein Anstieg von SGOT und SCPK wesentlich ist für die Früherkennung eines Infarktes, ist der Anstieg von SLDH und SHBD nach 2 Tagen für die Dauer von 4–16 Tagen ein wichtiger Hinweis im Rahmen der Spätdiagnostik (Abb. 35).

---

* Isoenzyme der Kreatinkinase sind:
CK-MM = Skelettmuskulatur
CK-MB = Herzmuskel
CK-BB = Gehirn

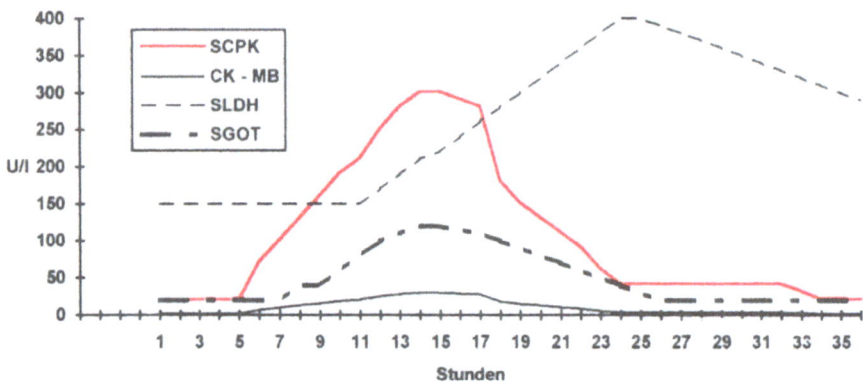

Abb. 35 Zeitlicher Verlauf des Enzymanstiegs bei frischem Herzinfarkt. Die Höhe der Werte richtet sich nach dem Ausmaß des Infarktes

4.2 Weitere Labordiagnostik

Die weitere Labordiagnostik vor PTCA umfaßt neben den Routineuntersuchungen wie *Blutbild* und *BSG* sowie der Überprüfung der Werte von *Natrium* und *Kalium*, *Kreatinin* den *Gerinnungsstatus*:

- Quick-Wert   (Thromboplastinzeit)
- TT   (Plasma-Thrombingerinnungszeit)
- PTT   (partielle Thromboplastinzeit)
- Fibrinogen   (Blutgerinnungsfaktor).

Da viele Patienten mit Kumarinderivaten (z. B. Marcumar) behandelt werden und somit einen Quickwert im therapeutischen Bereich (ca. 20%) haben, ist es wichtig, daß dieses Medikament einige Tage (3–5) vor der PTCA abgesetzt und durch Heparin i.v., welches eine kürzere Halbwertszeit hat, ersetzt wird.

Die *Normalwerte* für die Blutgerinnung sind:

- Quick-Wert   70–130%
- TT   18–22 s
- PTT   25–52 s
- Fibrinogen   2–4 g/l.

 Im Hinblick auf eine eventuelle Bypass-Operation muß die Blutgruppe des Patienten festgestellt und eine ausreichende Menge Blutkonserven bei der Blutbank angefordert werden!!

5 Koronarangiographie

5.1 Nomenklatur der Koronargefäße

Nomenklatur und Verteilungstypen der Herzkranzgefäße. Statt ACD für A. coronaria dextra steht RCA (von *R*ight *c*oronary *a*rtery) und statt ACS für A. coronaria sinistra steht LCA (von *L*eft *c*oronary *a*rtery). Statt RIA wird häufig LAD (von left anterior descendens) benützt.

RNS	Ramus nodi sinuatrialis	
RCO	Ramus coni arteriosi	
RVD	Ramus ventricularis dexter	
RAD	Ramus atrialis dexter	
RMD	Ramus marginalis dexter	RCA
RNAV	Ramus nodi atrioventricularis	Rechte Kranzarterie
RIP	Ramus interventricularis posterior	
RPLD	Ramus posterolateralis dexter	
RAVD	Ramus atrioventricularis dexter	
RPLD	Ramus posterolateralis dexter	
RSP	Ramus septalis dexter	
RIA	Ramus interventricularis anterior	
RCX	Ramus circumflexus	
RD	Ramus diagonalis	
RSA	Ramus septalis anterior	LCA
RMS	Ramus marginalis sinister	Linke Kranzarterie
RAS	Ramus atrialis sinister	
RPLS	Ramus posterolateralis sinister	
RAVS	Ramus atrioventricularis sinister	

Im klinischen Sprachgebrauch sind unterschiedliche Abkürzungen für die großen Hauptäste üblich:

Rechte Koronararterie	= RCA	Right coronary artery
	= ACD	A. coronaria dextra
Linke Koronararterie	= LCA	Left coronary artery
	= ACS	A. coronaria sinistra
	Ria	R. interventricularis anterior
	= RIVA	R. interventricularis anterior
	= LAD	Left anterior descendens
	RCX	R. circumflexus
	= CX	R. circumflexus
	= RCS	R. circumflexus sinister

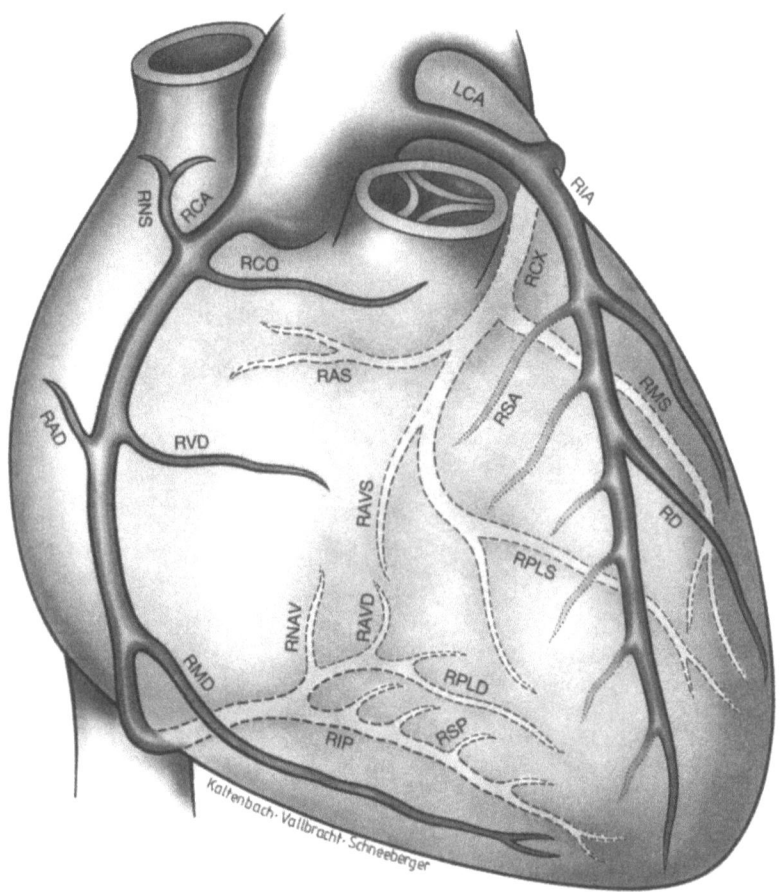

Abb. 36 Anatomie und Nomenklatur der Koronargefäße (aus Kaltenbach M (1989) Kardiologie-Information, 2. Auflage. Steinkopff, Darmstadt)

5.2 Versorgungstypen

Die Koronargefäße versorgen den Herzmuskel mit Sauerstoff. Die großen Herzkranzgefäße werden nach der Lage ihrer Hauptstämme in der Kranzfurche bezeichnet.

Bei dreidimensionaler Betrachtungsweise erkennt man zwei senkrecht aufeinanderstehende, nicht komplett geschlossene Gefäßringe, das sog. Ring-Schleifen-System nach Davis (1970): Die rechte Koronararterie und der Ramus circumflexus bilden einen Ring, er verläuft zwischen den Vorhöfen und den Herzkammern. Der Ramus interventricularis anterior und der Ramus interventricularis posterior bilden den zweiten, senkrecht darüberliegenden Ring, welcher die Grenze zwischen der rechten und linken Herzkammer ist.

Je nach Größe und Verlauf der großen Kranzgefäße unterscheidet man verschiedene Versorgungstypen:
▶ Normal- oder ausgeglichener Versorgungstyp
▶ Rechtsversorgungstyp
▶ Linksversorgungstyp

Von einem *Normalversorgungstyp* spricht man, wenn die rechte Kranzarterie mit ihren septalen Ästen den dorsalen Anteil des Kammerseptums versorgt und die Hinterwandäste der linken Koronararterie das Septumgebiet nicht mehr erreichen (Abb. 37a).

Ein *Rechtsversorgungstyp* liegt vor, wenn außer dem dorsalen Septum auch die Hinter- und Seitenwand des linken Ventrikels überwiegend durch die rechte Kranzarterie versorgt werden (Abb. 37b).

Beim *Linksversorgungstyp* reichen die Äste der Hinterwand oft weit über das Septum hinaus; einige Äste versorgen auch noch die Herzspitze und gelegentlich auch Abschnitte des rechten Ventrikels (Abb. 37c).

Das Erkennen des jeweiligen Versorgungstypen ist wichtig für das weitere Vorgehen, denn die verschiedenen anatomischen Varianten haben Konsequenzen für die Therapie und Prognose der Koronarerkrankung.

Weisen die bisherigen Untersuchungsergebnisse (Anamnese, EKG, Ergometrie und Laboruntersuchung) auf eine Mangeldurchblutung des Myokards hin, muß eine Koronarangiographie erfolgen, um eine exakte Aussage über

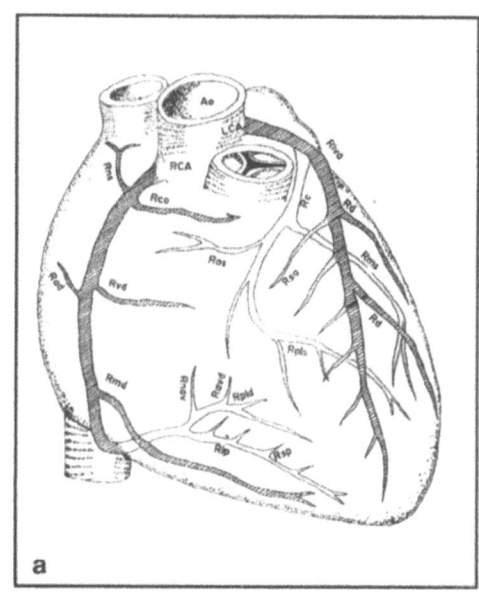

Abb. 37a Ausgeglichener Versorgungstyp (nach Kaltenbach M (1989) Kardiologie-Information, 2. Auflage. Steinkopff. Darmstadt)

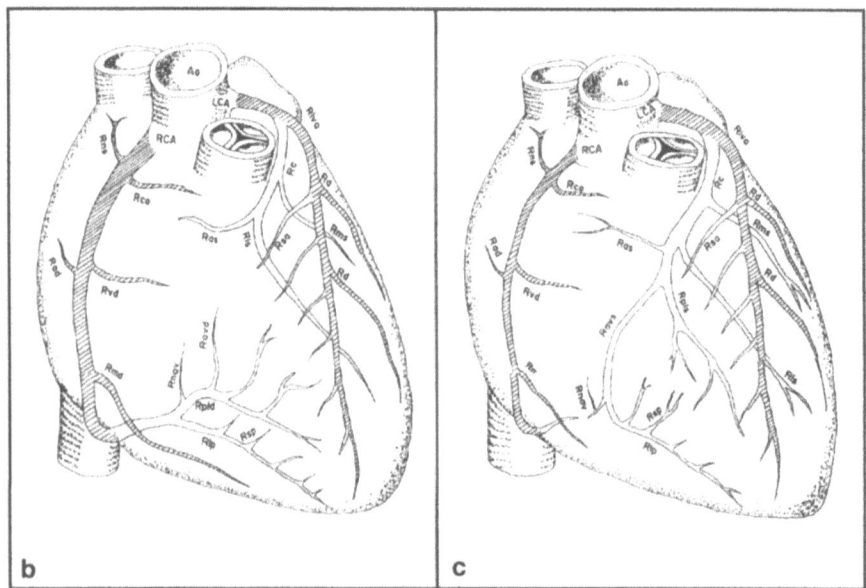

Abb. 37b Rechtsversorgungstyp   **Abb. 37c** Linksversorgungstyp

den Gefäßzustand zu erhalten. Wir kennen heute 2 Standardtechniken für die Linksherzuntersuchung:
1. *Judkins-Technik*
   Punktion der Arteria femoralis knapp unterhalb des Leistenbandes.
2. *Sones-Technik*
   Freilegung oder Punktion der Arteria brachialis.

Beide Methoden sind im Hinblick auf ihre diagnostische Aussagekraft praktisch gleichwertig.

5.3 Indikationen für eine selektive Koronarangiographie

Die selektive Darstellung der Koronararterien ist mit einem gewissen, wenn auch vertretbaren Risiko verbunden, deshalb muß die Notwendigkeit einer solchen Untersuchung sorgfältig überprüft und danach individuell entschieden werden.
- Bei Patienten, die über zunehmend pektanginöse Beschwerden klagen, die ihr Berufs- bzw. Privatleben in starkem Maße beeinträchtigen, muß das Vorhandensein bzw. Ausmaß einer Koronarsklerose abgeklärt werden, wenn auch die anderen Vorbefunde keine pathologischen Veränderungen aufweisen.
- Einer Koronarangiographie sollten auf jeden Fall die Patienten zugeführt werden, bei denen die bisherigen Untersuchungsergebnisse (Anamnese,

EKG, Ergometrie u. Laboruntersuchungen) auf eine Mangeldurchblutung des Myokards hinweisen.
- Eine weitere Indikation ist die instabile Angina pectoris, d.h. Patienten, die auch unter intensivmedizinischer Behandlung nicht beschwerdefrei werden.
- Eine absolute Indikation ist bei einem frischen Infarkt innerhalb der ersten 3–4 Stunden zum Zweck einer lokalen Lyse bzw. einer Rekanalisation gegeben.

Weiterhin gelten als Indikation zur Koronarangiographie:
- Darstellungen von aortokoronaren Bypasses nach Bypass-OP bei Verdacht auf Verschluß eines Bypass.
- Kontroll-Angiographien.
- als Ergänzung zur Katheteruntersuchung bei Aorten- oder Mitralklappenfehlern.
- Kardiomyopathien.
- vor herzchirurgischen Eingriffen, z. B. Aneurysektomien.

In jedem Fall sollte der Allgemeinzustand und das Alter des Patienten berücksichtigt werden. Die Einverständniserklärung zur Durchführung einer Koronarangiographie sowie die Kooperationsbereitschaft des Patienten zur weiterführenden Therapie (konservativ oder operativ) sind eine notwendige Voraussetzung.

5.4 Kontraindikationen

Kontraindikationen stellen dar:
- Schwere Herzrhythmusstörungen.
- Schwere Organfunktionsstörungen (Leber, Niere).
- Prognostisch ungünstige konsumierende Krankheiten wie z. B. Karzinome, fortgeschrittene HIV-Infektionen, schwere Lungenleiden, neurologische Erkrankungen.
- Schwere Kontrastmittelallergie.
- Massive Links- bzw. Rechtsherzinsuffizienz.
- Von einer relativen Kontraindikation bzw. fehlender Indikation spricht man, wenn Voraussetzungen gegeben sind – wie z. B. fortgeschrittene Koronarsklerose oder Zustand nach mehreren Infarkten mit Vergrößerung des linken Ventrikels –, bei denen eine Koronarangiographie ohne Konsequenzen verbleibt, bzw. weder anatomische noch klinische Erkenntnisse vermittelt werden, die zu einer entscheidenden Änderung der Therapie führen.
- Eine relative Kontraindikation ist auch ein massives Übergewicht von mehr als 15% des Soll-Gewichtes (ausgenommen instabile Angina pectoris oder frischer Infarkt), da die Koronarangiographie in diesen Fällen ohne Konsequenzen bleibt. Eine chirurgische Intervention würde wegen eines überhöhten OP-Risikos zurückgestellt werden.
- Eine absolute Kontraindikation ist die fehlende Einsicht bzw. das Einverständnis des Patienten für die Durchführung einer Koronarangiographie.

5.5 Komplikationen

Auf Grund mehrerer großer Untersuchungen (über 60 000) ist mit folgenden bedrohlichen Komplikationen zu rechnen:

Todesfälle	0,1–0,3% 1–3 Fälle/1 000 Untersuchungen
Myokardinfarkt	0,09–2,6% 1–26 Fälle/1 000 Untersuchungen
Hirnembolie	0,07–0,2% 1–2 Fälle/1 000 Untersuchungen
Rhythmusstörungen	0,8–1,3% 8–13 Fälle/1 000 Untersuchungen

Nichtkardiale Komplikationen in eindeutigem Zusammenhang mit der Angiographie sind durch die Arterienpunktion bzw. Arteriotomie bedingt und in seltenen Fällen auf eine Kontrastmittelallergie zurückzuführen.

5.6 Angiographische Darstellung der Koronararterien

Die Koronarangiographie hat das Ziel, Lokalisation und Ausmaß der Koronarsklerose zu dokumentieren sowie Aufschluß über die Ventrikelfunktion zu geben. Dabei ist es unbedingt erforderlich, daß alle Gefäße mit ihren Seitenästen überlagerungsfrei dargestellt und sicher als normal oder erkrankt eingestuft werden können.

Da der Koronargefäßbaum ein verzweigtes, komplexes System ist, das sich um den Hohlmuskel Herz spannt, ist es notwendig, von verschiedenen Standorten in diesen Gefäßbaum zu schauen, um einzelne Gefäßabschnitte beurteilen zu können. Die Aufsicht auf das Gefäß sollte möglichst senkrecht sein. Mit den heutigen modernen, z. T. biplanen Röntgenanlagen ist es möglich, quasi um den Gefäßbaum herum zu fahren und ihn zu betrachten.

Um die jeweilige Position der Röntgensicht zu beschreiben, bedient man sich einer einheitlichen Terminologie:

RAO – Rechts Anterior Oblique
Die RAO-Position beschreibt die Röntgenanlage in der rechten vorderen Schrägposition. Dabei schaut der Betrachter auf den rechten vorderen Brustkorb des Patienten.

LAO – Links Anterior Oblique
Die LAO-Position beschreibt die Röntgenanlage in der linken vorderen Schrägposition. Dabei schaut der Betrachter auf den linken vorderen Brustkorb des Patienten.

5.6 Angiographische Darstellung der Koronararterien

Die Röntgenanlage kann in den Positionen der RAO- und LAO-Ebene in verschiedene Positionen zum Herzen eingestellt werden. Die Positionen werden mit Winkelgradangaben beschrieben. Die senkrechte Aufsicht auf den Patienten ist mit 0 Grad definiert. Die waagerechte rechte oder linke Seitenansicht wird mit 90° bezeichnet, also 90° RAO oder 90° LAO. Wie oben beschrieben, kann das Herz des Patienten auf diese Art und Weise „umfahren" werden.

Die Röntgenanlage kann nun noch nach kranial oder kaudal geschwenkt werden. Dies bedeutet, daß der Bildverstärker der Anlage in jeder beliebigen RAO- bzw. LAO-Projektion auch kopfwärts oder fußwärts bewegt werden kann. Auch bei diesem „Einschwenken" wird der Grad des Winkels beschrieben. Die senkrechte Aufsicht auf den Patienten ist wiederum mit 0 Grad definiert.

Im folgenden ist ein kleiner Teil der Standardprojektionen beschrieben. Jeder Gefäßabschnitt muß ohne Überlagerungen klar dargestellt werden, wobei die individuelle Anatomie Abweichungen der Gradeinstellungen erforderlich macht. Auch das Körpergewicht des Patienten macht häufig Variationen dieser Einstellungen nötig.

Die Reihenfolge der Projektionen wird von Labor zu Labor und von Untersucher zu Untersucher unterschiedlich gehandhabt.

Projektionen (Abb. 38 a–i)

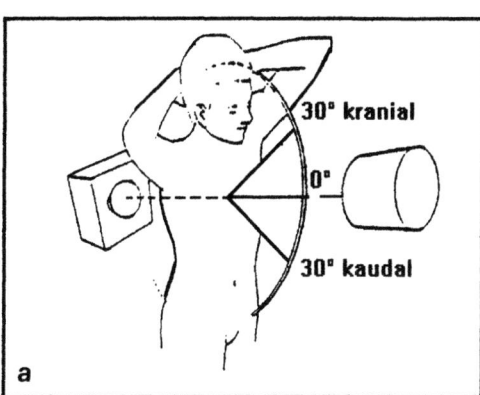

Abb. 38a Projektionsebenen

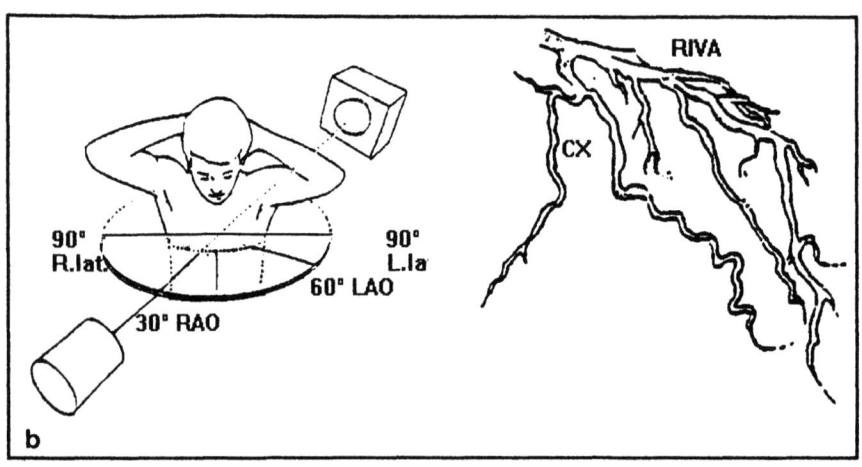

Abb. 38b Die Darstellung der linken Kranzarterie in der RAO-Projektion ist eine Standardprojektion. Diese Ebene gibt einen guten Blick in den Gefäßbaum des linken Kranzgefäßes frei, obwohl es im Bereich des mittleren Riva zu einigen Gefäßüberschneidungen kommt

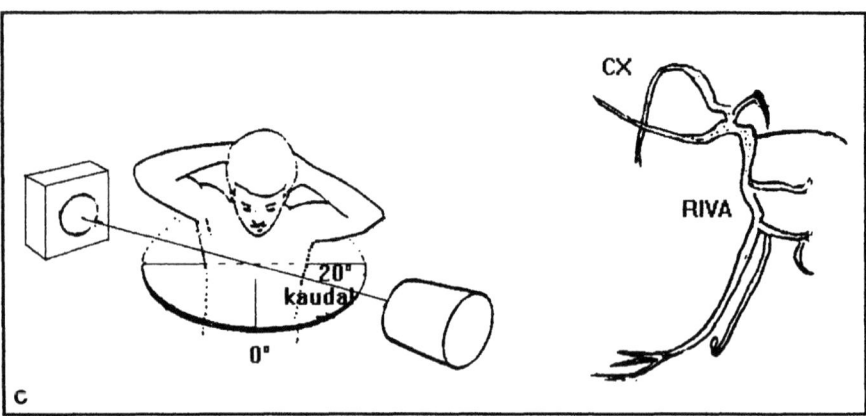

Abb. 38c Die kaudale LAO-Projektion („Trauerweide") ermöglicht einen einwandfreien Überblick über den Aufteilungsbereich der linken Kranzarterie. Beide Hauptäste, RIVA und CX werden so überlagerungsfrei dargestellt, Abgangsstenosen können unter Umständen nur in dieser Projektion erkannt werden

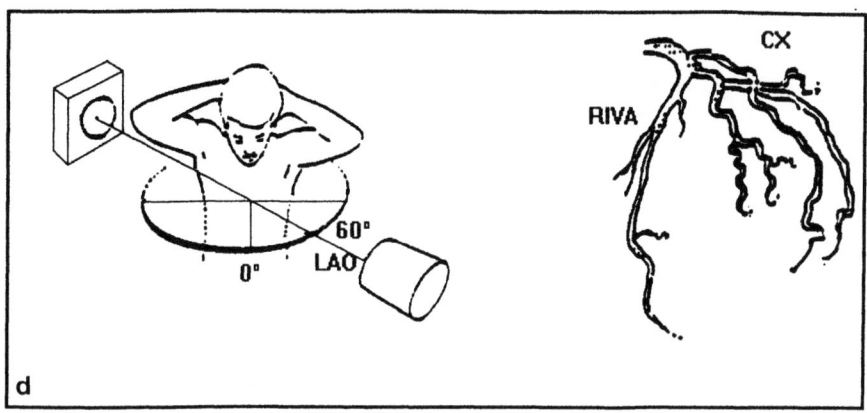

Abb. 38 d Die LAO-Projektion ist für die Darstellung des proximalen Abschnittes des RIVA weniger geeignet, da der Gefäßverlauf in diesem Bereich gegen den Bildverstärker gerichtet ist. Somit erscheint dieser Gefäßbereich in der zweidimensionalen Darstellung der Röntgenaufnahme verkürzt. Die LAO-Aufnahme wird häufig gewählt, um die proximale CX und den distalen Bereich des RIVA darzustellen

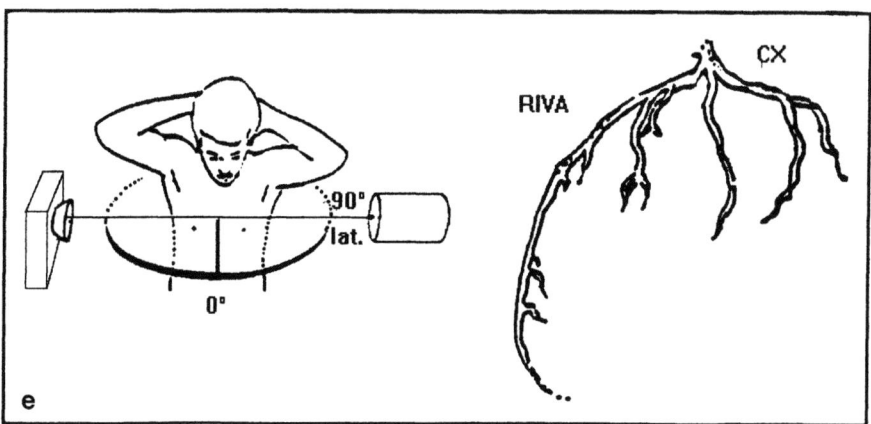

Abb. 38 e Die seitliche Ansicht der linken Kranzarterie ist für die Analyse des proximalen und mittleren RIVA sehr nützlich. In dieser Einstellung werden Überlappungen der Diagonaläste weitgehend vermieden. Die proximalen Anteile des RIVA und der CX hingegen erscheinen optisch verkürzt

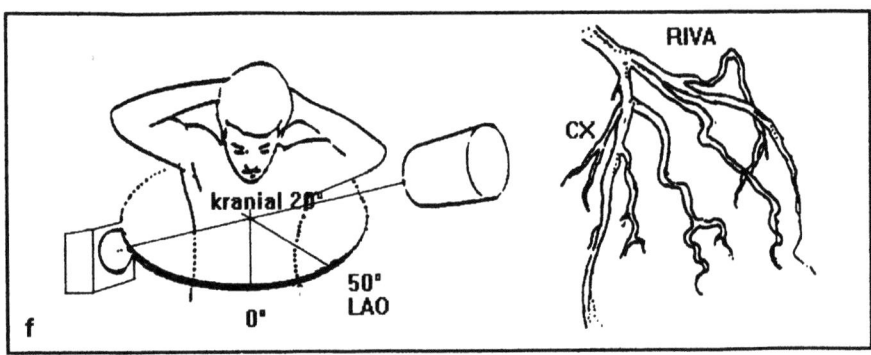

Abb. 38f Die kraniale LAO-Projektion (der sog. „Schulterschuß") ist häufig eine wichtige Darstellung. Die Verkürzung des linken Hauptstammes und anderer proximaler Gefäßbereiche wird gewöhnlich durch die kraniale Winkeleinstellung vermieden. Das Ostium des linken Hauptstammes, der proximale Bereich des RIVA und der Abgang der Diagonaläste werden ohne Überlappung gut dargestellt

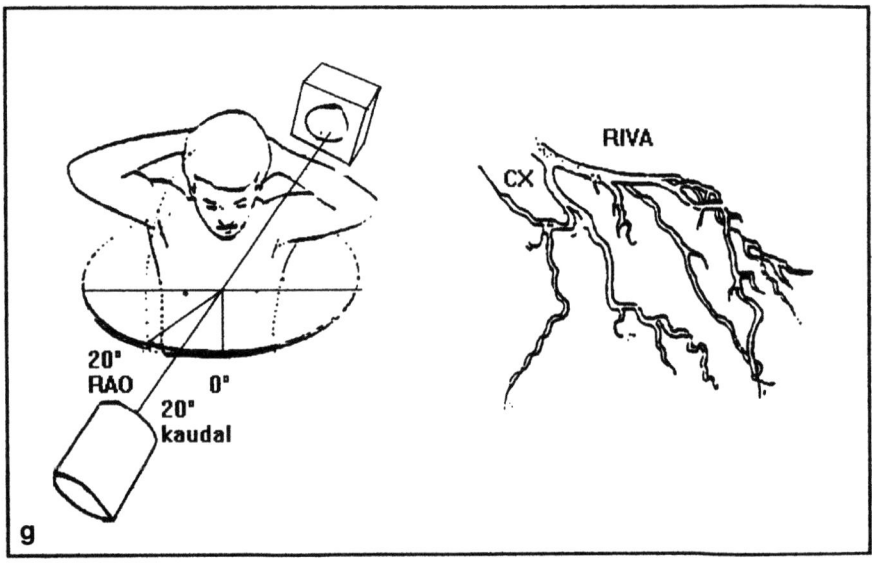

Abb. 38g Die kaudale RAO-Projektion (der sog. „Leberschuß") hilft, die sich überlappenden Diagonaläste zu entwirren. Der proximale Abschnitt der CX und der mittlere RIVA können gut eingesehen werden, ohne von Diagonalästen überlagert zu sein

5.6 Angiographische Darstellung der Koronararterien

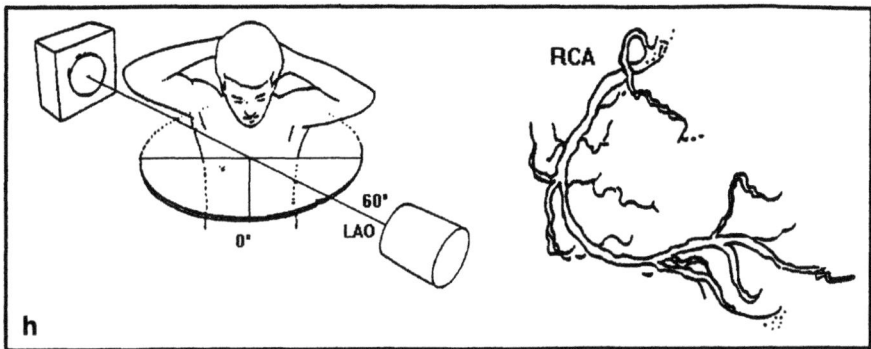

Abb. 38h Für die Darstellung der proximalen, mittleren und distalen RCA ist die LAO-Projektion ausgezeichnet geeignet, da der Röntgenstrahl senkrecht auf diese Gefäßabschnitte trifft. Die Aorta descendens posterior und die linksventrikulären Äste der RCA können dabei stark verkürzt dargestellt werden

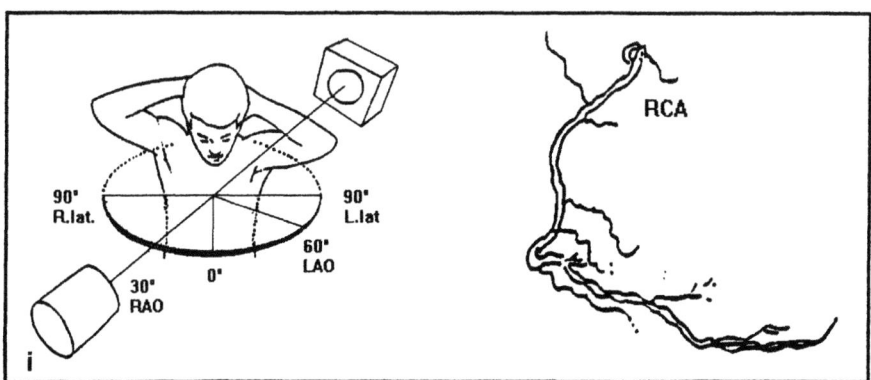

Abb. 38i Die RAO-Projektion ist gut für die Darstellung des distalen Abschnittes der RCA und ihrer Seitenäste geeignet. Der proximale Bereich der RCA stellt sich verkürzt dar

5.7 Pathologische Befunde: Stenosen und ihre Beurteilung

Die Beurteilung der Stenosen kann nach folgendem Schema vorgenommen werden:

Segment	proximal
	leicht zu erreichen
	mäßige Schlängelung
	starke Schlängelung
Stenose-Morphologie	einfach
	tandem
	Y – mit Seitenast
▶ Form	konzentrisch
	exzentrisch
▶ Länge	<1 cm
	1–2 cm
	>2 cm
▶ Krümmung	<45 Grad
	45–90 Grad
	>90 Grad
▶ Wandkontur	glatt
	unregelmäßig
▶ Verkalkung	keine
	gering
	mittelstark
▶ Verschluß	keiner
	<3 Monate
	>3 Monate
▶ Thrombus	keiner
	geringfügig
▶ Ostium einbezogen	ja/nein
▶ übergeordneter Ast einbezogen	ja/nein
▶ vitales Myokard	ja/nein

Stenosen werden in Relation zum Gefäßdurchmesser vor und hinter der Einengung beurteilt. Der Stenosegrad wird in % gemessen.

Die Einteilung der Stenosen erfolgt in 4 Schweregraden (n. Kaltenbach) (Abb. 39).

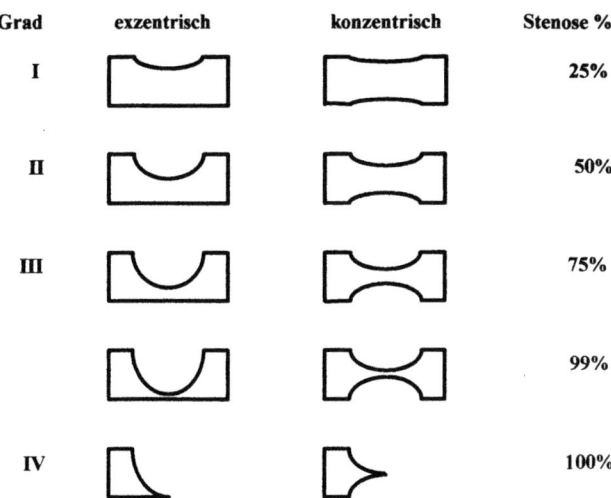

Abb. 39 Einteilung der Stenosen n. Schweregrad (nach Kaltenbach)

Schweregrad I–II. Diskrete Wandveränderungen, Lumeneinengung mit bis zu 49%iger Durchmesserverminderung.

Schweregrad III. Dieser entspricht einer Gefäßeinengung von 75% und mehr. Diese Stenosen bezeichnet man als „kritisch", da bei auch nur geringfügiger Belastung Ischämien durch Sauerstoffmangel auftreten.

Von einer 99%igen Stenose spricht man, wenn vor und hinter der Stenose das Gefäß orthograd durch Kontrastmittel dargestellt werden kann, im Bereich der Stenose jedoch kein Kontrastmittel mehr nachweisbar ist.

Schweregrad IV. Verschluß.

Wir unterscheiden konzentrische und exzentrische Stenosen. *Konzentrische Stenosen* sind von der Gefäßwand zur Mitte „zugewachsen". Das Restlumen befindet sich in der Mitte des Gefäßes.

Exzentrisch bedeutet, daß der Einengungsprozeß von einer Gefäßwand abläuft. Das Restlumen befindet sich außerhalb der Gefäßmitte.

Aus der Beurteilung von Stenoselokalisation und -form ergibt sich der zu erwartende Schwierigkeitsgrad zur Durchführung einer Ballondilatation. Proximal in einem geraden Gefäßabschnitt liegende Stenosen sind leichter mit einem Ballondilatationssystem zu erreichen und zu behandeln. Die Wahrscheinlichkeit von Komplikationen ist relativ gering.

Distal in einem gebogenem Gefäßabschnitt liegende Stenosen sind entsprechend schwieriger zu erreichen.

Mit steigendem Schwierigkeitsgrad steigt die Komplikationswahrscheinlichkeit. Stenosen, die an Gefäßbifurkationen liegen, sind besonders schwer zu behandeln. Bei Dilatation eines der Koronargefäße der Gefäßbifurkation besteht die Gefahr, ein Koronargefäß aktiv zu verschließen.

Schwierigkeitsgradeinteilung der Weltgesundheitsorganisation (WHO) aus dem Jahre 1988:

TYP A: Erfolg >85%; niedriges Risiko

- kurzstreckig (>10 mm)
- konzentrisch
- leicht erreichbar
- Stenosesegment nicht abgewinkelt: <45 Grad
- glatte Kontur
- kein, wenig Kalk
- kein Verschluß
- keine Abgangsstenose
- kein Abgang eines großen Seitenastes
- kein Thrombus

TYP B: Erfolg 60–85%; mäßiges Risiko

- 10–20 mm Länge
- exzentrisch
- proximaler Gefäßabschnitt mäßig geschlängelt
- Stenosesegment mäßig gewinkelt: >45, <90 Grad
- irreguläre Kontur
- deutlich Kalk
- Verschluß <3 Monate
- Ostiumstenose
- Bifurkationsstenose (Doppelguide)
- Thrombusnachweis

TYP C: Erfolg <60%; hohes Risiko

- diffus (>20 mm)
- proximaler Gefäßabschnitt extrem geschlängelt
- Stenosesegment extrem gewinkelt: >90 Grad
- Verschluß >3 Monate
- großer Seitenast nicht zu schützen
- alter Venenbypass mit brüchiger Stenose

Eine Auswahl verschiedener Stenosen ist in Abb. 40 a–f dargestellt.

Abb. 40a–f **a** Koronarer Linksversorgungstyp: CX-Stenose im mittleren Drittel und Stenose des R. posterolateralis sinister. **b** Ausgeglichener Versorgungstyp; Dreigefäßerkrankung: Stenose von RCA, LAD und CX. **c** Koronarer Linksversorgungstyp: proximale RCA-Stenose (konzentrisch). **d** Koronarer Rechtsversorgungstyp: distale RCA-Stenose (exzentrisch). **e** CX-Verschluß. **f** LAD-Tandem-Stenose

5.7 Pathologische Befunde: Stenosen und ihre Beurteilung

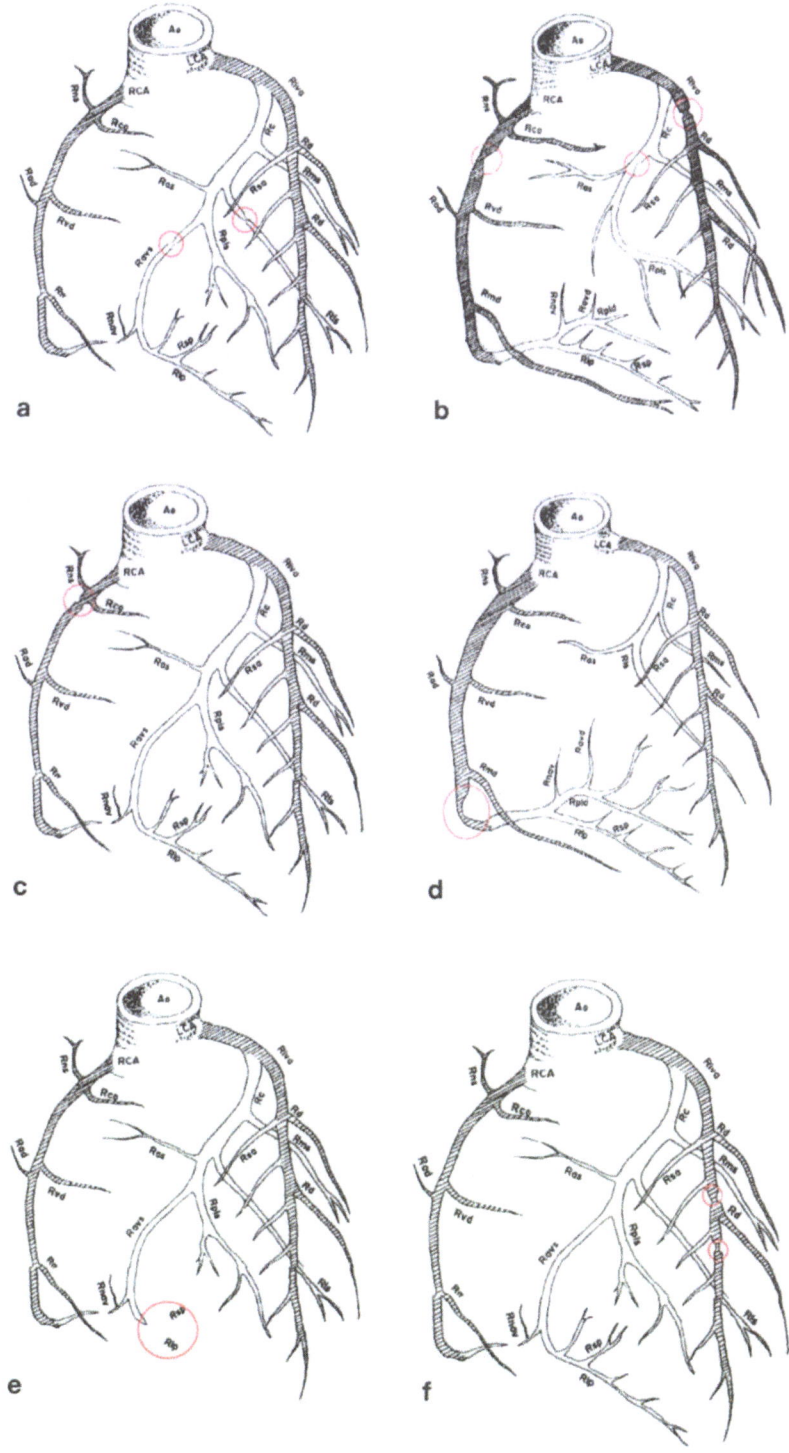

Bei selektiver Sichtbarmachung der Gefäße können auch Existenz, Ursprung und Verteilungsgebiet kompensatorischer interkoronarer Kollateraler exakt nachgewiesen werden. Als Kollateralkreisläufe werden ursprünglich nicht funktionsfähige Gefäßverbindungen zwischen Koronargefäßabschnitten bezeichnet, die aufgrund von hochgradigen Verengungen oder Gefäßverschlüssen die Funktion von Umleitungen übernehmen. Dadurch können hinter Gefäßverschlüssen liegende Gefäßabschnitte mit Blut versorgt und damit auch angiographisch sichtbar gemacht werden (Abb. 43).

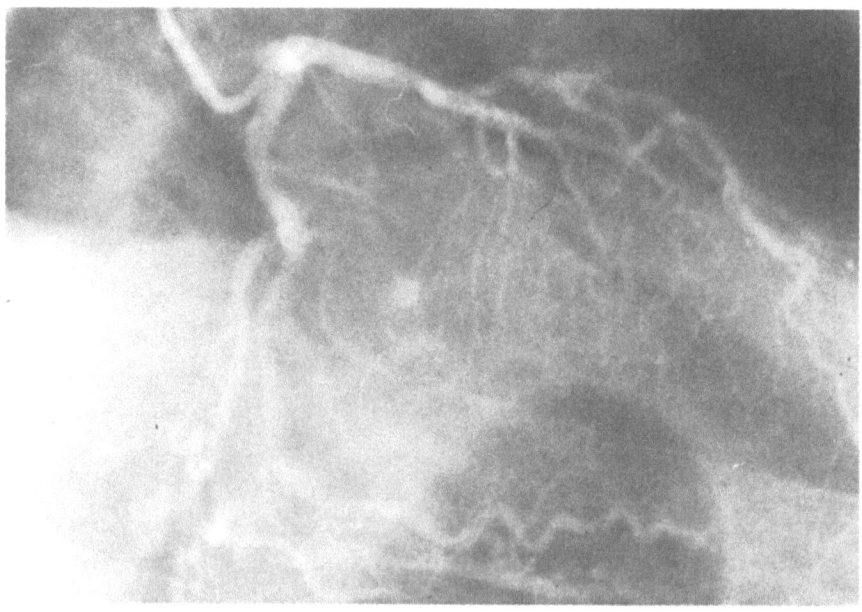

Abb. 41 Kompensation eines proximalen RCA-Verschlusses über die LAD, sog. anastomotischer „Arterienkranz"

6 Lävokardiographie

Die Lävokardiographie gibt Aufschluß über linksventrikuläre Funktionsstörungen. Diese können sich in Wandbewegungsstörungen oder auch in – durch pathologische Veränderungen hervorgerufenen – geänderten Volumina bzw. herabgesetzten Auswurffraktion äußern.

6.1 Wandbewegungsstörungen des linken Ventrikels

Wandbewegungsstörungen werden nach ihrem Ausmaß und ihrer Lokalisation beurteilt. Zur Feststellung der Beweglichkeit der Ventrikelwand wird fast ausschließlich eine von Hermann und Mitarbeitern 1967 eingeführte Nomenklatur verwendet:

Normokinesie (Abb. 42). Bezeichnung für die normale Wandbeweglichkeit.

Hypokinesie (Abb. 43). Die Wandbeweglichkeit ist während der Systole eingeschränkt und erreicht nicht das normale Ausmaß. Bei normaler Tätigkeit der gegenüberliegenden Ventrikelwand kommt es zu einer Erhöhung des endsystolischen Volumens. Schlagvolumen und Auswurffraktion sind herabgesetzt.

Häufig ist während eines akuten Infarktes auch ein übermäßiges Arbeiten der gesunden Ventrikelwand zu beobachten (hyperkontraktiles Verhalten). Ejektionsfraktion und Schlagvolumen können dadurch normal sein.

Akinesie (Abb. 44). In diesem Fall fehlt die Kammerwandbewegung im Bereich des geschädigten Myokards. Das Ventrikelareal bleibt während der Systole und der Diastole unbeweglich.

Dyskinesie (Abb. 45). Hier erfolgt eine paradoxe systolische Auswärtsbewegung des Wandareals. Während sich die gesunden Anteile der Kammerwand während der Systole nach innen bewegen, wird der geschädigte Anteil gedehnt und dadurch nach außen gedrückt. Wenn der dyskinetisch veränderte Wandbereich sich sowohl in der Systole als auch in der Diastole nach außen verlagert, spricht man von einem Aneurysma. Durch diese schwere Wandbewegungsstörung kommt es zu einem erhöhten endsystolischen Volumen und Absinken von Schlagvolumen und Auswurffraktion.

Eine schematische Darstellung von Wandbewegungsstörungen des linken Ventrikels ist in den Abb. 42–45 wiedergegeben (Diastole = weiß, Systole = grau).

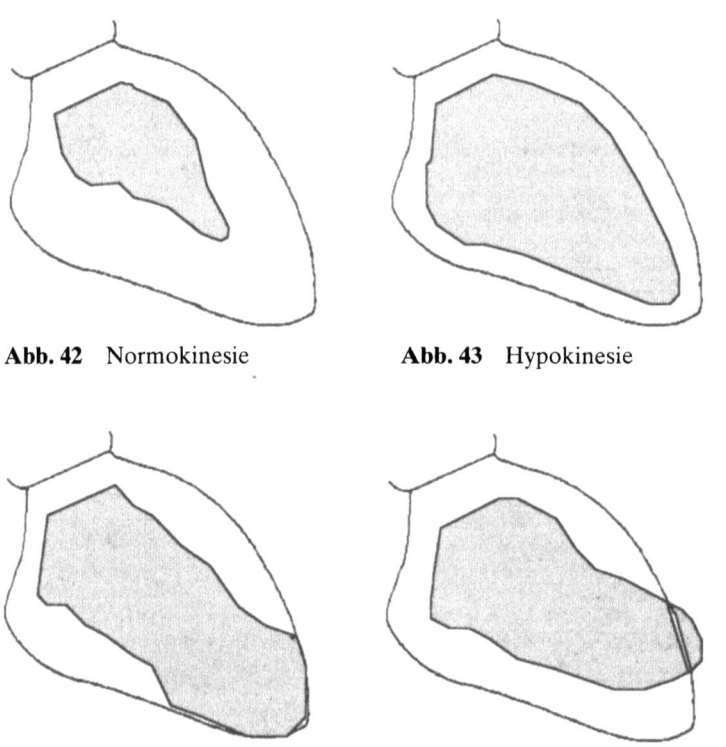

Abb. 42 Normokinesie   **Abb. 43** Hypokinesie

Abb. 44 Akinesie der Herzspitze   **Abb. 45** Dyskinesie (Aneurysma)

Ein wichtiger Faktor ist die Frage, ob die eingeschränkte Wandbewegungsstörung Ausdruck einer Ischämie bei noch vitalem Myokard ist, oder ob es sich bereits um eine Nekrose handelt und der Schaden irreversibel ist.

Um festzustellen, inwieweit eine regionale Wandbewegungsstörung sich auf die globale linksventrikuläre Funktion auswirkt, muß die Auswurffraktion bestimmt werden.

6.2 Funktionsanalyse

Hierzu wird ein Einzelschlag des Ventrikels aus der vorhergehenden Untersuchung auf dem Monitor dargestellt. Voraussetzung hierfür ist eine gute Kontrastmitteldarstellung und ein extrasystolenfreies Intervall.

Die Umrisse des Ventrikels in Enddiastole und Endsystole werden nachgezeichnet (visuell die größte und die kleinste Ventrikelsilhouette). Mit Hilfe eines Computerprogrammes werden nach der Flächen-Längen-Methode das linksventrikuläre enddiastolische (EDV) und endsystolische (ESV) Volumen bestimmt und die Auswurffraktion (EF) nach folgender Formel berechnet (Abb. 46):

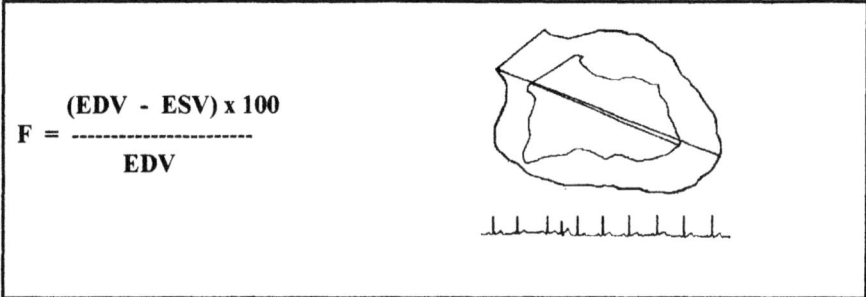

Abb. 46 Funktionsanalyse

6.3 Angiographische Darstellung des linken Ventrikels

Mit Hilfe eines Hochdruckinjektors werden ca. 40 ml Kontrastmittel über einen Katheter (z. B. Pigtail) in die linke Herzkammer infundiert. Wichtig ist eine freie Lage des Katheters, um keine unnötigen Extrasystolen auszulösen. Die Kontrastmittelpassage wird mit einer Geschwindigkeit von 25–50 Bildern pro Sekunde mit einer 35-mm-Kamera aufgezeichnet. Routinemäßig wird die linke Herzkammer einmal in schräg-rechter bzw. rechtsanteriorer Projektion (RAO 30°), zum anderen in schräg-linker bzw. linksanteriorer Projektion (LAO 40–60°) dargestellt.

In der RAO-Projektion kommen die am häufigsten durch Infarkt betroffenen Herzanteile, nämlich die anteriolateralen, die apikalen und die inferioren Wandareale am besten zur Darstellung. Auch die Ventrikeltätigkeit in der Systole und Diastole läßt sich in dieser Röntgenebene sicher beurteilen.

Die linksanteriore Darstellung zeigt den Ventrikel etwas verkürzt, er hat so die Form einer Kugel. Diese Einstellung erlaubt eine Beurteilung der posterolateralen, der septalen bzw. anterioren Anteile sowie inferiorer und posteriorer Abschnitte (Abb. 47 a, b).

62 6 Lävokardiographie

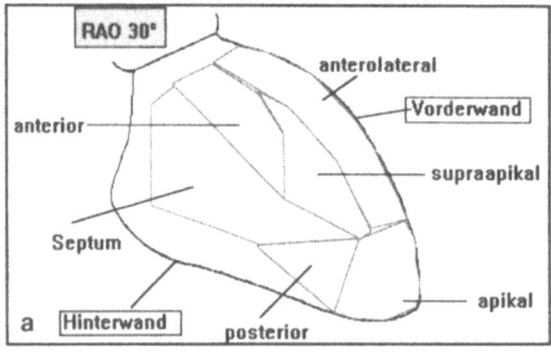

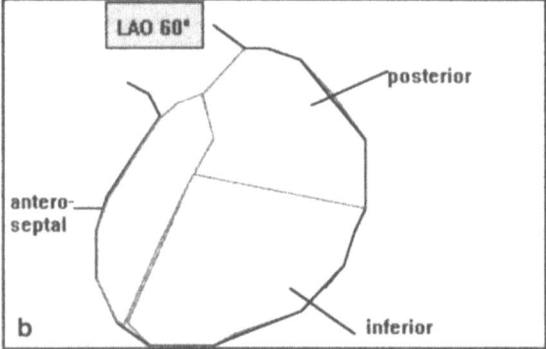

Abb. 47 **a** Schematische Darstellung der Ventrikelsegmente in RAO-Projektion.
b Schematische Darstellung der Ventrikelsegmente in LAO-Projektion

6.4 Druckregistrierung im linken Ventrikel

Vor und nach der Darstellung des Ventrikels mit Kontrastmittel wird der Druck im linken Herzen in mm Hg gemessen. Die Registrierung des Druckes erfolgt in 2 Bereichen. Zur Feststellung des Spitzendrucks wird der 200-mm-Hg-Bereich gewählt, zur Beurteilung des enddiastolischen Füllungsdrucks registriert man in einem Bereich bis 40 mm Hg (Abb. 48). Die Normwerte liegen systolisch bei 90–150 mm Hg, diastolisch bei 5–14 mm Hg.

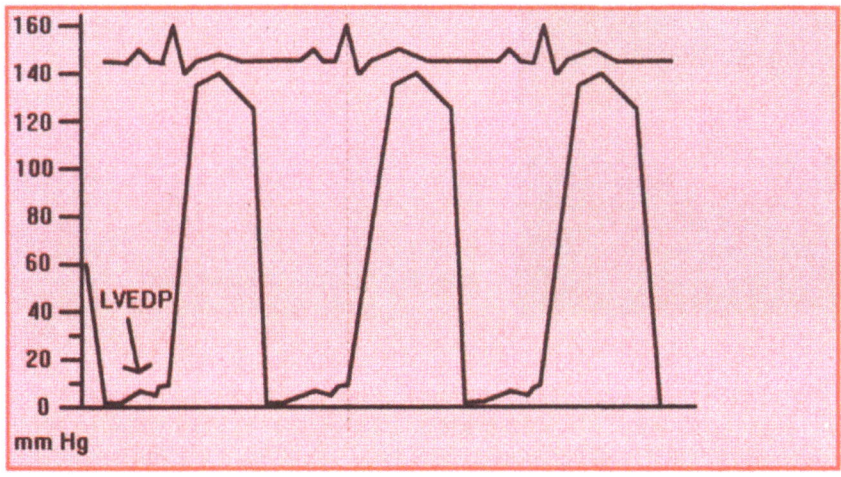

Abb. 48 Ventrikuläre Druckkurve

7 Myokardszintigraphie

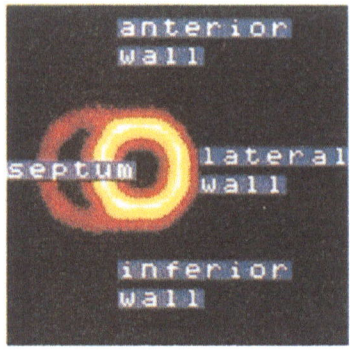

Abb. 49 Myokardszintigraphie – anatomische Zuordnung

Ist die hämodynamische Relevanz einer oder mehrerer Koronarstenosen nicht eindeutig, wird als Zusatzuntersuchung die Myokardszintigraphie durchgeführt. Die Myokardszintigraphie liefert Aussagen zur Perfusionsverteilung des Herzmuskels. Ihr besonderer Wert liegt in der Differenzierung von ischämischem, vitalem und avitalem narbigen Myokard. In ihrer diagnostischen Treffsicherheit ist sie dem Belastungs-EKG eindeutig überlegen (Abb. 49).

Die Anreicherung und Verteilung des myokardaffinen Radiopharmakons (^{201}Thallium, MIBI) erfolgt durchblutungsabhängig. Nach submaximaler ergometrischer Belastung wird das Nuklid intravenös injiziert. Mit einem Gamma-Kamera-Rechnersystem werden Tomographiebilder des Herzmuskels in der sagittalen, koronalen und transversalen Schnittebene gefertigt.

Bei normaler Myokarddurchblutung zeigen die Aufnahmen eine gleichmäßige homogene Aktivitätsbelegung. Dagegen ist im Versorgungsbereich kritischer Koronarstenosen die Aktivitätsbelegung vermindert. (Farbbelegung: + + rot, gelb, grün, blau − −). Nach 4 Stunden werden die szintigraphischen Aufnahmen unter Ruhebedingungen wiederholt. Zeigt der auf den Frühaufnahmen nachweisbare Aktivitätsdefekt jetzt eine Aktivitätsbelegung, so ist von einer Ischämiereaktion auszugehen. Diese ischämietypische Umverteilung wird als Redistribution bezeichnet. Besteht der Aktivitätsdefekt noch auf den Spätaufnahmen, liegt eine hochgradige verlängerte Ischämiereaktion oder eine Narbenzone vor. Zur weiteren Differenzierung dieser Fragestellung ist die Thallium-Reinjektion nach 24 Stunden für eine Ruhemyokardszintigraphie sinnvoll.

Die Myokardszintigraphie liefert dem interventiv tätigen Kardiologen Zusatzinformationen bei folgenden Fragestellungen:
- Ist eine Stenose hämodynamisch relevant ?
- Sind zusätzliche Zweit- oder Drittstenosen relevant ?
- Besteht nach PTCA eine Restischämie ?
- Sind in der Randzone einer Myokardnarbe bedeutsame Ischämiezonen nachweisbar ?
- Handelt es sich um eine transmurale Narbenzone, oder sind vitale Myokardanteile in der Narbenzone nachweisbar ?

Der sinnvolle Einsatz der Myokardszinitigraphie wird ganz entscheidend von der engen interdisziplinären Zusammenarbeit von Kardiologen und Nuklearmedizinern beeinflußt.

Fallbeispiel I (Abb. 50 a–c)

Die Ergometrie war in diesem Fall wegen unzureichender Belastungsmöglichkeit diagnostisch nicht verwertbar, der Nachweis einer eventuellen Ischämiereaktion mußte in diesem Fall durch eine Myokardszintigraphie erbracht werden:

- 53jährige Patientin mit Zustand nach rheumatischem Fieber, seit Jahren uncharakteristische Herzbeschwerden.

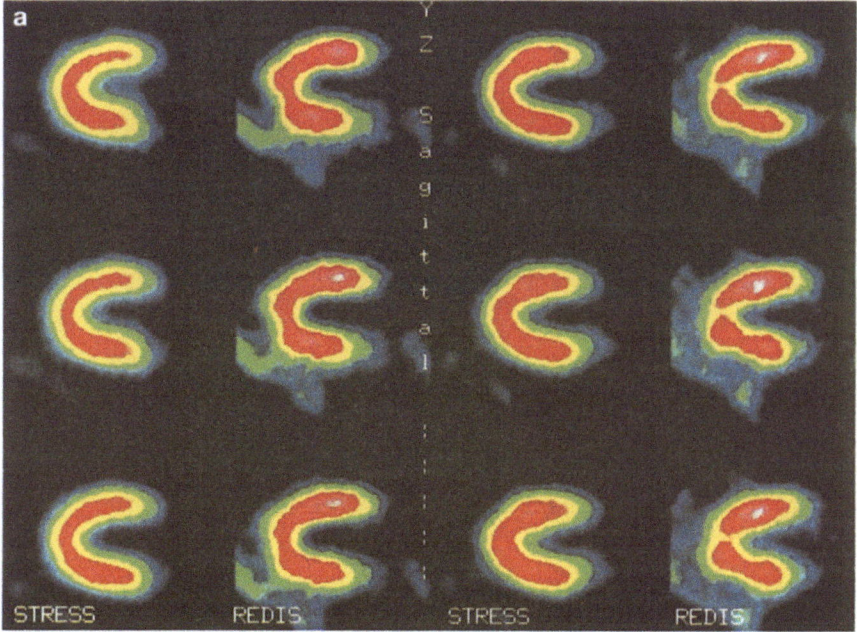

Abb. 50a Sagittale Ebene

- Das Belastungs-EKG mußte nach 2 Minuten bei einer Belastungsstufe von 100 Watt wegen hyperton hyperdynamer Frequenzregulation abgebrochen werden (RR_{max} 230/100, HR_{max} 141/min).

- Die Myokardszintigraphie erfolgte mit ^{201}Tl-Chlorid als Single-Photon-Emissions-Computertomographie.

- Befund:
Das LV-Cavum ist nicht dilatiert.
Es bestehen keine Zeichen einer belastungsinduzierten pulmonalen Stauung. Kein Nachweis von Ischämiereaktionen oder Bereichen mit verminderter Aktivitätsanreicherung im Sinne ischämisch bedingter Myokardschädigung. Unauffälliger Befund.

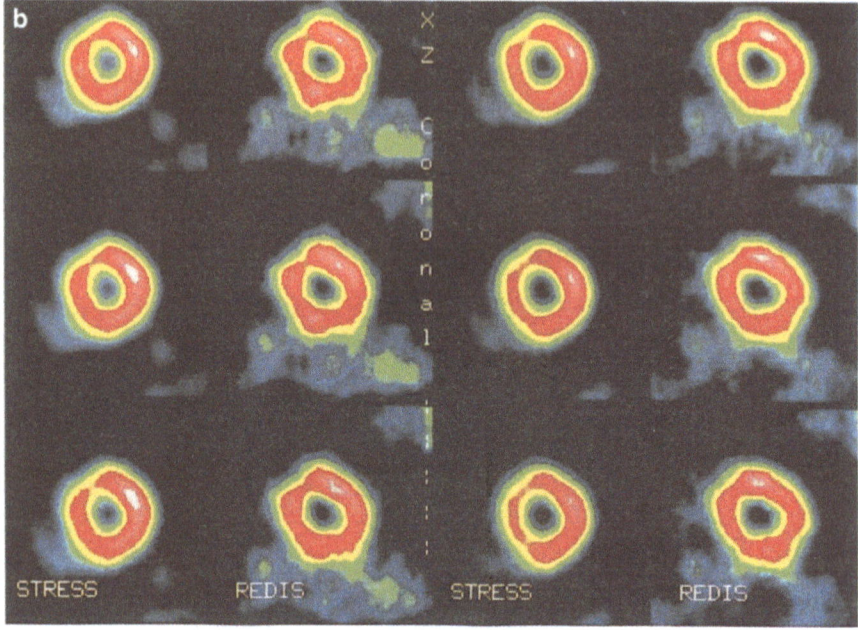

Abb. 50 b Koronale Ebene

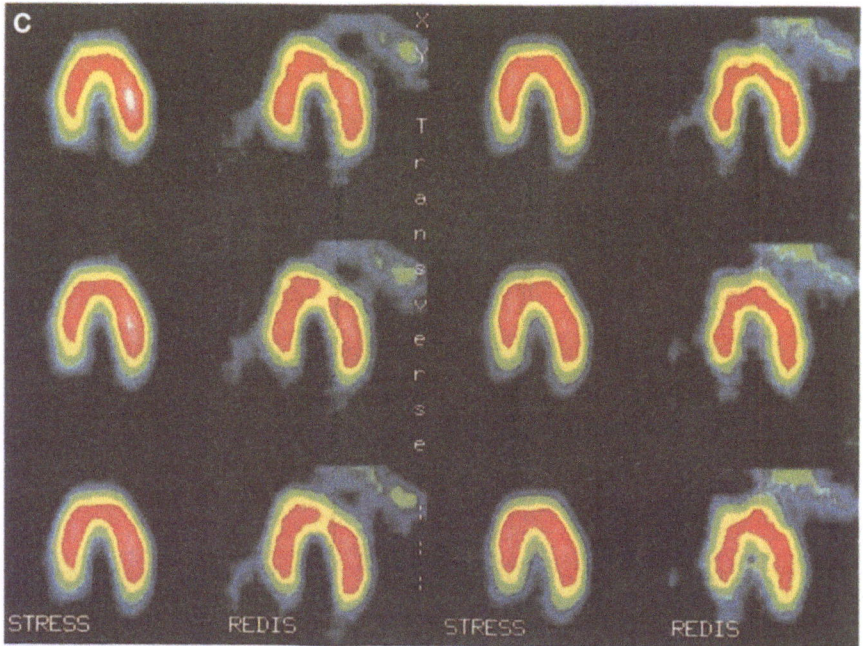

Abb. 50 c Transverse Ebene

Fallbeispiel II (Abb. 51 a–c)

Die Myokardszintigraphie wurde mit der Fragestellung durchgeführt: Handelt es sich um eine transmurale Narbenzone, oder gibt es noch vitale Myokardanteile?

- 60jähriger Patient mit koronarer Herzkrankheit im Leistungsstadium NYHA III, Zustand nach aortokoronarer Bypass-OP, essentielle Hypertonie, Hyperlipoproteinämie.

- Befund der Koronarangiographie:
Schwere diffuse Koronarsklerose mit 75%igen Hauptstamm/LCA-, 90%igen RCX- und 75%igen RCA-Stenosen sowie RIVA-Abbruch bei Bypass-Versorgung von RIVA und RCA.
Der RCX ist ein kleines, nicht bypassfähiges Gefäß.
Normale Funktion des RCA-Bypass.
Der als Jumping-Graft ausgeführte RIVA-Bypass zeigt nur noch im Bereich der distalen Anastomose eine normale Funktion. Im Bereich der proximalen Seit-zu-Seit-Anastomose ist der RIVA verschlossen.
Insgesamt schlechte koronare Peripherie.
Vergrößerter linker Ventrikel mit Akinesie apikal und Hypokinesie inferioapikal.
Pumpfunktion bereits in Ruhe reduziert. EF = 47%.

68   7 Myokardszintigraphie

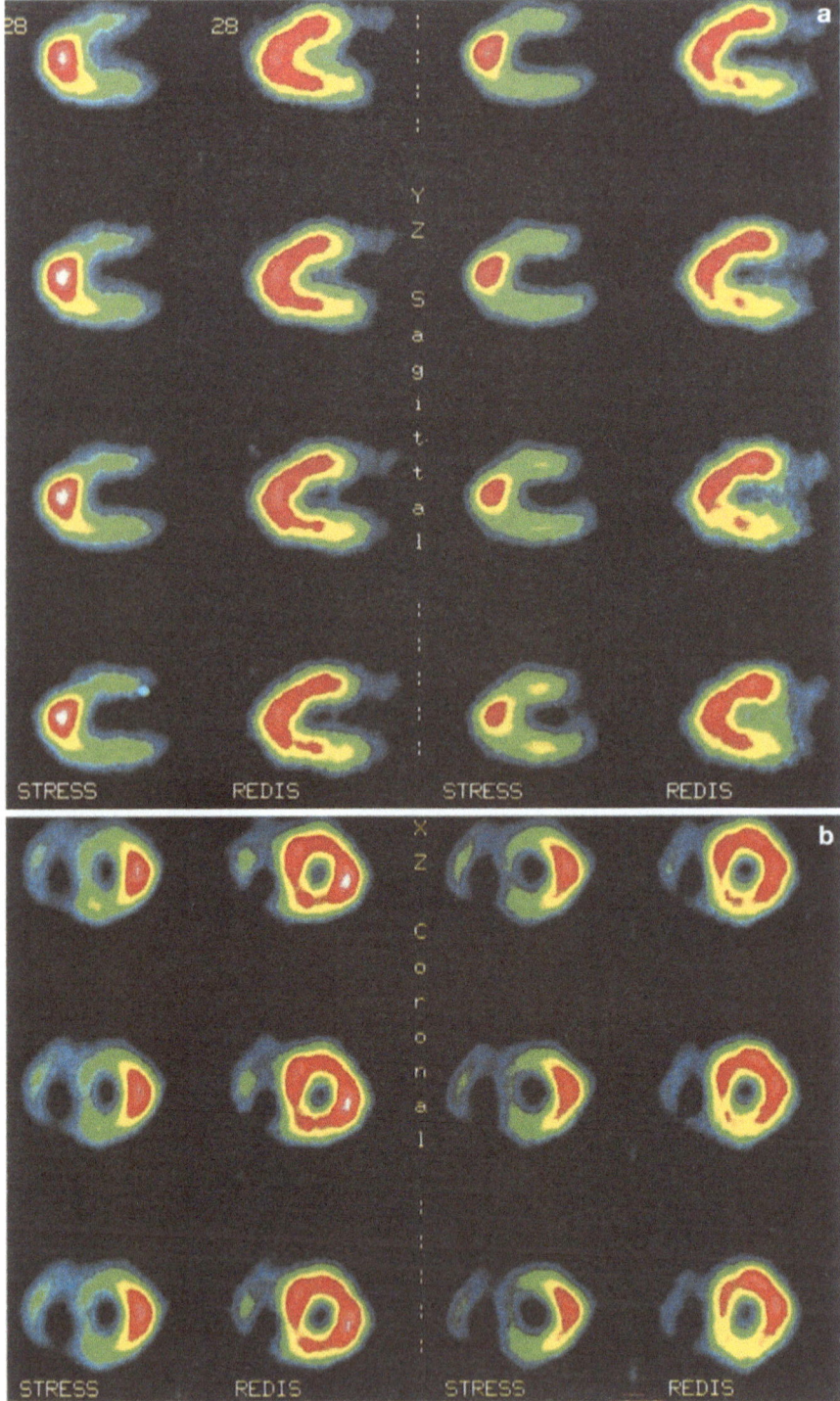

Abb. 51   **a** Sagittale Ebene. **b** Koronale Ebene

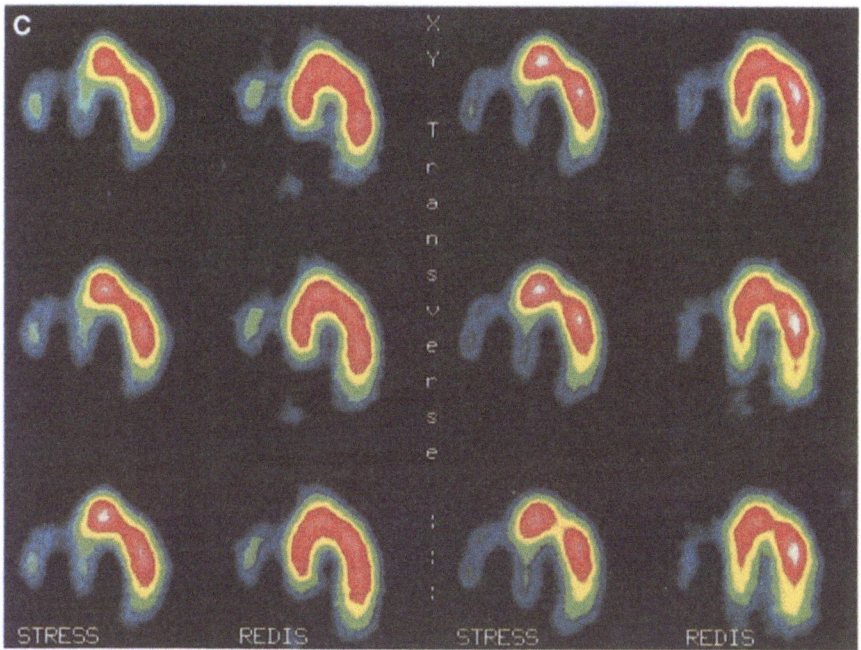

Abb. 51c Transverse Ebene

- Das Belastungs-EKG wurde infolge ausgeprägter links-präkardialer Ischämiereaktionen bei horizontaler ST-Streckensenkung in V_3–V_6 von maximal 0,4–0,5 mV abgebrochen. Beginnende Angina-pectoris-Symptomatik. Kreislaufregulation normal, reduzierte Gesamtleistung von 25 min bei 75 Watt.

- Die Myokardszintigraphie erfolgte mit ^{201}Tl-Chlorid als Single-Photon-Emissions-Computertomographie.

- Befund:
Das LV-Cavum ist nicht wesentlich dilatiert.
Nach der Belastung kommt es zu einer erhöhten Aktivitätsretention in den Lungen, die für eine belastungsinduzierte linksventrikuläre Dysfunktion mit der Folge einer pulmonalen Stauung spricht. Anterior, septal bis nach posteroseptal reichend kommt es zu einer deutlichen und ausgedehnten Ischämiereaktion. Ausgedehnte Bereiche mit verminderter Aktivitätsanreicherung im Sinne ischämisch bedingter Myokardschädigung sind nicht nachweisbar.

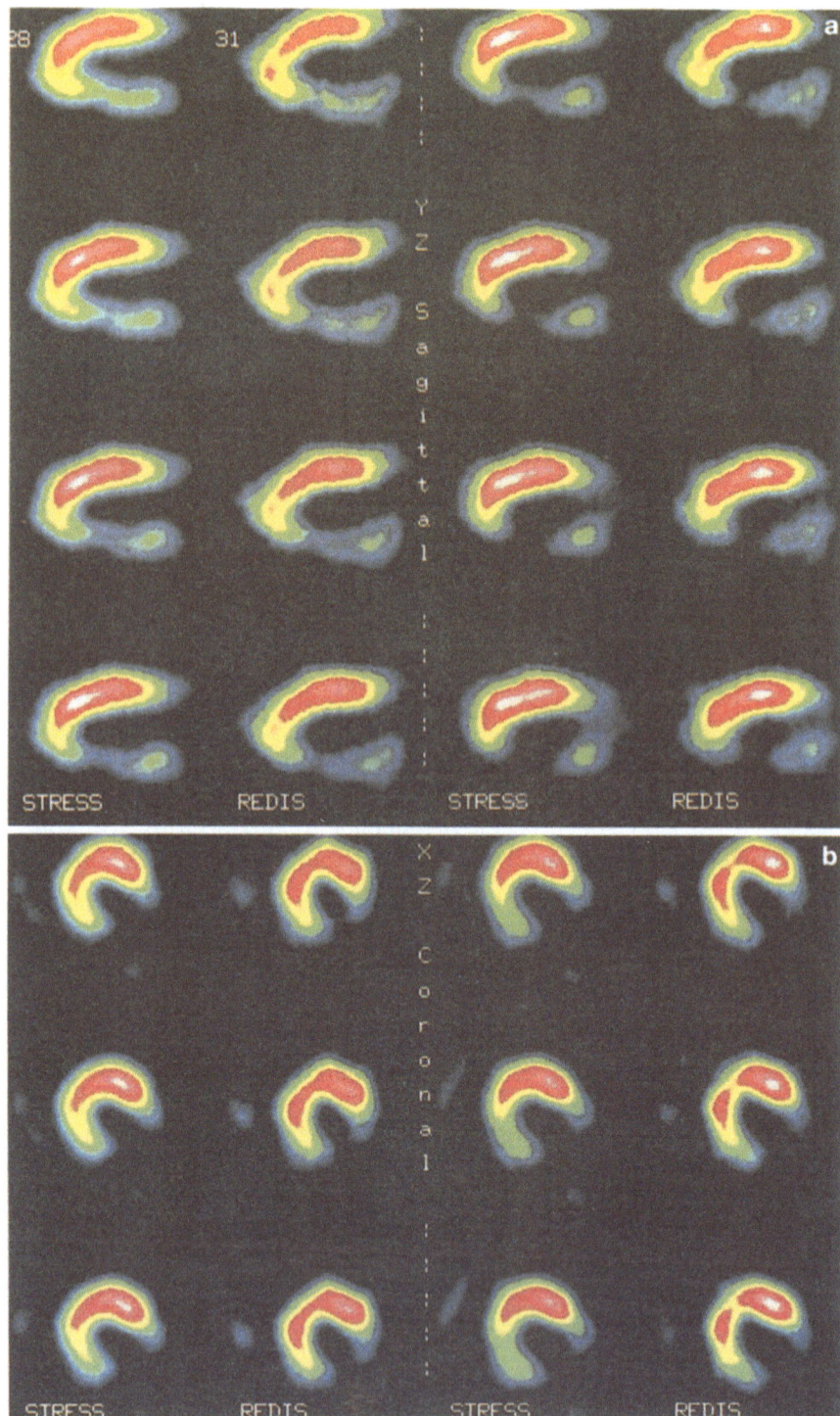

Abb. 52 a Sagittale Ebene. b Koronale Ebene

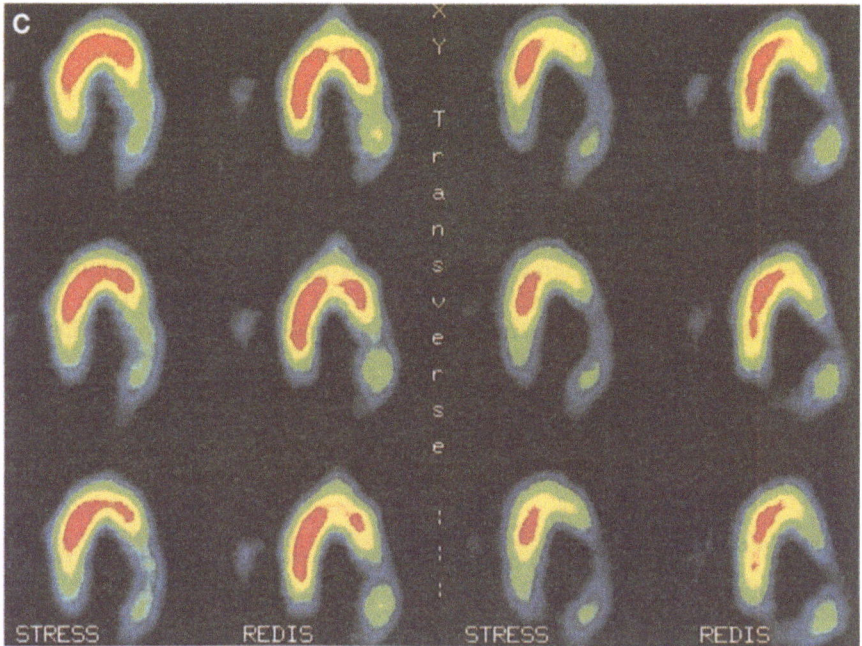

Abb. 52 c Transverse Ebene

Fallbeispiel III (Abb. 52 a–c)

Bei diesem Patienten bestand der klinische Verdacht auf Bypass-Dysfunktion. Die Ergometrie ergab keinen Hinweis auf Ischämiereaktionen:

- 66jähriger Patient mit Zustand nach akutem inferiolateralem Myokardinfarkt, der nach 4 Monaten mit einem aortokoronalen 3fach-Venenbypass zum Ramus marginalis obtusus und als Y-Graft zum RIVA und zur rechten Koronararterie versorgt wurde.

- Befund der Koronarangiographie:
Wenig vergrößerter linker Ventrikel, der sich allseitig bis auf eine mäßige diaphragmale Hypokinesie gut kontrahiert. Ruhefunktion gut, EF = 60%.
Linke Koronararterie:
Kurzer Hauptstamm mit 50- und 60%igen RIVA-Stenosen im oberen Drittel. Peripherie gut. RCX-Abbruch mit schwacher Anfärbung des Ramus marginalis retrograd über RIVA und dünnen Hauptast; Wandveränderungen.
Rechte Koronararterie:
Mittelkräftiges Gefäß mit 70%iger Stenose im oberen Drittel und sehr guter Peripherie.

- Das Belastungs-EKG wurde nach 3 Minuten bei 125 Watt wegen zunehmender physischer Erschöpfung der Arbeitsmuskulatur abgebrochen.
Es waren keine Ischämiezeichen im EKG.

- Myokardszintigraphie mit ^{201}Tl-Chlorid als Single-Photon-Emissions-Computertomographie.

- Befund:
Das LV-Cavum ist nicht wesentlich dilatiert.
Es bestehen keine Zeichen einer belastungsinduzierten pulmonalen Stauung. Posterior nach lateral reichend ist die Aktivitätsanreicherung stark reduziert. Kein Nachweis wesentlicher Redistributionsphänomene. Damit dürfte es sich um eine ausgedehnte ischämisch bedingte Myokardschädigung – wahrscheinlich im Sinne weitgehend transmuraler narbiger Veränderungen – handeln.

II Die Betreuung und Pflege der Patienten vor, während und nach der PTCA

1 Das Aufklärungsgespräch und die Einverständniserklärung

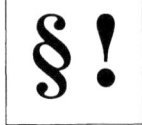

Die Patientenaufklärung vor einem invasiven Eingriff ist eine notwendige Voraussetzung. Es ist Aufgabe des Arztes, nach der Erstellung der Anamnese ein Aufklärungsgespräch mit dem Patienten über die folgenden Untersuchungen bzw. Eingriffe zu führen. Nur der aufgeklärte Patient ist in der Lage, eine rechtswirksame Einwilligung zu geben – deshalb hat hier „*grundsätzlich eine Aufklärung im persönlichen Gespräch* vorauszugehen" (§ 1 A der Berufsordnung für die deutschen Ärzte).

Bei der Durchführung eines Aufklärungsgespräches sind folgende Punkte zwingend zu beachten:
- Es muß individuell – unter anderem dem Bildungs- und Wissensstand des Patienten angepaßt – sein.
- Die Dringlichkeit des Eingriffs muß erläutert, konkurrierende wissenschaftliche Methoden mit Vorteilen und Risiken müssen aufgeführt werden (PTCA/Bypass-OP).
- Die Aufklärung muß behutsam sein (also kein Hinweis wie: „Wenn wir die PTCA nicht durchführen, werden Sie einen großen Infarkt erleiden, den Sie vielleicht nicht überleben werden.").
- Zum Zeitpunkt der Aufklärung (Dokumentation) muß der Patient noch im Vollbesitz der Erkenntnis- und Entscheidungsfreiheit sein (zum Beispiel nie Aufklärung und Formularunterschrift auf dem Kathetertisch nach sedierender Prämedikation!).
- Das Aufklärungsgespräch beinhaltet mögliche Risiken, wie z.B. Herzrhythmusstörungen, Überempfindlichkeitsstörungen auf Kontrastmittel, thrombotischer Gefäßverschluß, periphere Embolien, Herzinfarkt oder Hirnembolie.
- Bei Bewußtlosen besteht eine mutmaßliche Einwilligung, die den Arzt berechtigt, medizinische Maßnahmen im Interesse des Patienten zur Wiederherstellung der Gesundheit durchzuführen.

Der Nachweis des Aufklärungsgespräches (Einverständniserklärung) sollte beinhalten:
- Die Einwilligungserklärung des Patienten mit seiner Unterschrift und Gegenzeichnung des Arztes beziehungsweise eines Zeugen.
- Die Protokollierung der wesentlichen Aufklärungsinhalte.
- Den Nachweis des Zeitpunktes des Aufklärungsgespräches.

Es gibt inzwischen sehr gut verständliche und reich illustrierte Broschüren, die ein zusätzliches Hilfsmittel zur Aufklärung der Patienten vor einer PTCA sind. Sie schildern die Erkrankung (KHK) und ihre mögliche Behandlung (PTCA/Bypass-OP). Sie beschreiben allgemeine Vorbereitungsmaßnahmen, skizzieren die Einrichtung eines Katheterlabors, erläutern die Durchführung einer Dilatation und geben Tips für das Verhalten nach erfolgreicher PTCA.

2 Pflege von Patienten mit koronarer Herzkrankheit

2.1 Vorbereitung zur Koronarangiographie bzw. PTCA

Hier können nur allgemein notwendige Maßnahmen erläutert werden, da jedes Kreislauflabor je nach Erfahrungswerten individuelle Richtlinien erstellt. In jedem Fall müssen die in Teil I dieses Buches beschriebenen Voruntersuchungen erfolgt sein. Hier nur noch einmal in Kürze:

2.1.1 Aufnahmetag

- ▶ Anamnese
  - körperliche Anamnese
  - Sozialanamnese
- ▶ Laboruntersuchungen
  - Blutbild, Gerinnungsstatus, Kreatinin, Elektrolyte, CK, LDH
  - Bestimmung der Blutgruppe
  - Bereitstellung von 2 Erythrozyten-Konzentraten auf Abruf
  - Hepatitisserologie evtl. FT 3, FT 4, TSH (Schilddrüsendiagnostik)
- ▶ EKG
- ▶ Belastungs-EKG
- ▶ evtl. Myokardszintigraphie
- ▶ evtl. Röntgen-Thorax Aufnahme
- ▶ evtl. Lungenfunktionsprüfung
  - wird häufig von den Anästhesisten verlangt, wenn es zur Bypass-OP kommt
- ▶ evtl. neurologisches Konsil
  - je nach Alter des Patienten oder entsprechenden Vorbefunden

2.1.2 Vorabend der Untersuchung

▶ Verabreichung einer Vormedikation (Sedativa)
sowie
a) Untersuchung via A. femoralis (*Judkins-Technik*):
▶ großzügige Rasur beider Leisten im Bereich der möglichen Punktionsstellen (Abb. 53)
b) Untersuchung via A. brachialis (*Sones-Technik*):
▶ großzügige Rasur beider Arme im Bereich der Ellenbeuge (Abb. 54).

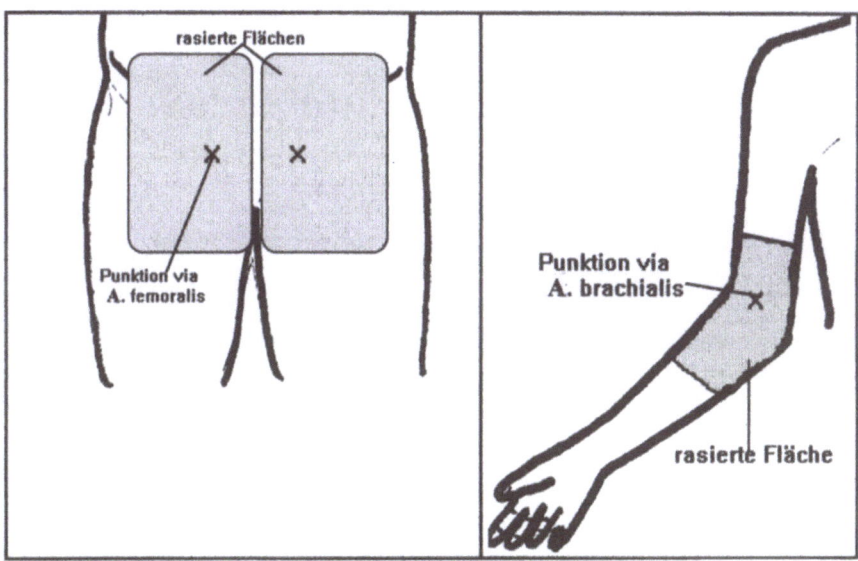

Abb. 53   Rasur der Leisten   Abb. 54   Rasur der Ellenbeugen

2.1.3 Untersuchungstag

• Die Patienten müssen nüchtern bleiben.
• Eine geringe Zufuhr von Flüssigkeit ist jedoch erlaubt bzw. sogar erwünscht, ebenso wie die Einnahme ärztlich angeordneter Medikamente. Dies ist wichtig zur Erhaltung der Kreislaufstabilität!
• Vor der Untersuchung sollte auf Sedativa möglichst verzichtet werden, da die Mitarbeit der Patienten während der Untersuchung erforderlich ist.
• Das Legen einer Venenverweilkanüle am Arm oder Handrücken ist dringend erforderlich, um im Notfall schnell Medikamente über diesen venösen Zugang geben zu können.
• Die Patienten sollten vor der Untersuchung noch einmal die Blase entleeren.
• Die Patienten müssen darauf hingewiesen werden, daß sie am Untersuchungstag kein Make-up tragen und auch die Fingernägel nicht lackiert werden dürfen!

- Es darf auch kein Schmuck getragen werden!
- Informieren Sie sich über evtl. vorhandene Zahnprothesen!

Der Patient wird auf Abruf mit einem OP-Hemd bekleidet liegend in das Kreislauflabor gebracht.

Es müssen mitgegeben werden:
- die Patientenakte mit allen Befunden
- evtl. Film oder Videoaufzeichnung früherer Untersuchungen
- bei PTCA Film o. Video der Koronarangiographie
- die Einverständniserklärung
- die Röntgen-Thorax-Aufnahmen
- bei einer Koronarangiographie ein Sandsack mit Unterlage oder Idealbinden oder sonstige zur Komprimierung der Punktionsstelle geeignete Hilfsmittel.

2.2 Versorgung und Überwachung der Patienten im Kreislauflabor

Für einen zügigen und reibungslosen Untersuchungsablauf sowie für die rechtzeitige Erkennung von Komplikationen ist die Mithilfe des Patienten sehr wichtig. Bevor man mit der Untersuchung beginnt, sollte der Untersuchungsablauf noch einmal mit dem Patienten besprochen werden.

Dazu gehört auch eine kurze Einweisung durch das Assistenzpersonal:

- *Die Lagerung der Arme während der Untersuchung*
Während der gesamten Untersuchungszeit muß der Patient die Arme hinter dem Kopf verschränken. Dies kann, insbesondere für ältere Menschen, auf die Dauer sehr unbequem bis schmerzhaft werden. Wir müssen dringend darauf hinweisen, daß sie sich in diesem Fall melden sollen, damit ihnen geholfen werden kann. Keinesfalls darf der Patient die Arme selbständig abwärts bewegen, da sonst die Sterilität nicht mehr gewährleistet ist.

- *Atemübungen*
Vor der Darstellung und gleichzeitigen Filmdokumentierung der Koronargefäße wird der Arzt den Patienten bitten, tief einzuatmen und für einen kurzen Moment eine Atempause einzulegen. Das Zwerchfell wird durch die tiefe Inspiration nach unten gedrückt und überlagert so nicht das mit Kontrastmittel dargestellte Gefäß.

- *Hitzegefühl*
Durch die Gabe von Kontrastmittel in höherer Dosierung (ca. 40 ml bei der Lävokardiographie) kann es vorübergehend zu einem Hitzegefühl kommen, manche Patienten haben auch das Gefühl, Urin gelassen zu haben. Man muß sie darauf vorbereiten und erklären, daß dieses Gefühl durch das Kontrastmittel lediglich vorgetäuscht wird.

2.2 Versorgung und Überwachung der Patienten im Kreislauflabor

● *Angina-pectoris-Beschwerden*
Für den Untersucher ist es von großer Bedeutung, über jede Änderung des Befindens seines Patienten informiert zu sein.

Im Aufklärungsgespräch wurde dem Patienten die Vorgehensweise bei der PTCA bereits erläutert. Bevor der Arzt den Ballon inflatiert, muß er den Patienten auf die eventuell jetzt hierdurch eintretenden Angina-pectoris-Beschwerden aufmerksam machen. Durch die Inflation wird vorübergehend der Blutfluß in diesem Gefäß verhindert, und es kommt zur Minderperfusion des distal gelegenen Versorgungsgebietes.

Wichtig sind genaue Angaben des Patienten über Beginn und Ausmaß seiner Beschwerden, weil auch das subjektive Empfinden des Patienten ausschlaggebend ist für die Dauer der Inflation. Ebenso soll der Patient sein Befinden nach der Deflation schildern.

Während der gesamten Untersuchung ist zu achten auf:

▶ EKG	Rhythmus, ST-Hebung, ST-Senkung
▶ Pulsfrequenz	Bradykardie, Tachykardie
▶ Blutdruck	Hypotonie, Blutdruckabfall, Vedge-Druck, Hypertonie
▶ Atmung	Atemgeräusche (Rasseln!), Husten, Hyperventilation
▶ Hautveränderungen	Rötung, auffallende Blässe, Cyanose, Kaltschweißigkeit, Schwellung der Schleimhäute, allergische Reaktionen
▶ geäußerte Beschwerden des Patienten	Schmerzen, Druckgefühl, Taubheitsgefühl oder Kribbeln im Bein oder Arm, Übelkeit, Sehstörungen, Schwindel mit Ohnmachtsgefühl

Wir sollten versuchen, den Untersuchungs- bzw. Behandlungsablauf so angenehm wie möglich für den Patienten zu gestalten. Oft sind es nur Kleinigkeiten, die das Wohlbefinden des Patienten optimieren helfen. Lagerungshilfsmittel wie Kopfstütze oder Knierollen können die Liegezeit auf dem relativ harten Untersuchungstisch entscheidend verbessern. Kurze Verschnaufpausen bei langwierigen Behandlungen geben dem Patient die Möglichkeit, sich zu entspannen. Mit Hilfe des Assistenzpersonals kann er die Arme oder Beine etwas bewegen. Falls erforderlich, kann man Steckbecken oder Urinflasche reichen.

Die psychische Betreuung. Die Vielfalt der verschiedenen Untersuchungsmethoden und deren Assistenz, die reichhaltige Technik und die vielen administrativen Aufgaben in der Kardiologie lassen das Wesentliche, nämlich den kranken Menschen, den Patienten, oft in den Hintergrund treten.

Deshalb ist es von größter Wichtigkeit, daß wir uns in erster Linie um das Wohl des Patienten kümmern. Das Gespräch, die Krankenbeobachtung, die körperliche und seelische Betreuung des Patienten sind unentbehrliche Faktoren für seine Genesung.

Die Angst vor der bevorstehenden Untersuchung läßt Patienten sehr unterschiedlich reagieren. Bewußte Gelassenheit, pausenloses Reden, offene Panik, Tränen, skeptische Fragen oder völlige Ergebenheit gegenüber allen Maßnahmen sind einige typische Verhaltensweisen. Für das Untersuchungsteam ist es wichtig, Ruhe zu bewahren und jede Hektik, auch in schwierigen Situationen, zu vermeiden.

Zu Beginn der Untersuchung sollten sich die unmittelbar an der Untersuchung beteiligten Personen mit Namen vorstellen. Ein paar aufmunternde Worte und leichte Hintergrundmusik sorgen für Entspannung. Assistenzpersonal und Untersucher sollten möglichst die nachfolgenden Untersuchungsschritte jeweils kurz erläutern; durch diese Information fühlt sich der Patient in den Untersuchungsablauf mit einbezogen und kann Ängste abbauen. Die Kooperation zwischen Arzt und Patient ist eine wichtige Grundlage für ein gutes Gelingen und sorgt für den Aufbau eines positiven Vertrauensverhältnisses.

Wir wissen heute, daß neben den bekannten sog. somatischen Risikofaktoren (z. B. Nikotin, Hypertonie, Übergewicht, Diabetes mellitus) die individuelle Lebensweise (z. B. Bewegungsmangel, Streß) sowie die familiäre und soziale Stellung in der Familie, im Beruf und im Freundeskreis mitverantwortlich sein können für das Auftreten einer koronaren Herzkrankheit. Die Hypothese, daß alle Risikofaktoren und Lebensrisiken sich gegenseitig beeinflussen, wahrscheinlich sogar einen gemeinsamen psychosomatischen Nenner haben, ist nicht auszuschließen.

Im Verlauf des Aufnahmegespräches und während des weiteren stationären Aufenthaltes sollte ein sog. sozialer Anamnesebogen erstellt und das Ergebnis in therapeutisches Handeln umgesetzt werden. Wichtig ist die Einbeziehung des Lebenspartners oder nahestehender Verwandter in das weitere Vorgehen (Sport, Ernährung, Belastbarkeit in Beruf und Familie). Streß und Mangel an sozialem Rückhalt sind psychosoziale Risikofaktoren, die bei aller Technik der Herzdiagnostik nicht übersehen werden dürfen.

Viele Patienten haben aber auch oft eine sehr große Erwartungshaltung. So besteht häufig die Annahme, daß durch die Koronarangiographie und anschließende PTCA oder operative Maßnahmen die Folgen des Infarktes vollständig beseitigt werden könnten. Wichtig sind hier Gespräche, die zur Krankheitsverarbeitung dienen und mögliche Ansätze für das zukünftige Leben mit der koronaren Herzkrankheit aufzeigen.

Die erforderlichen Rehabilitationsmaßnahmen bedürfen einer umfassenden Betreuung (CCC = comprehensive cardiac care) durch ein therapeutisches Team. Hierfür stehen zahlreiche Herz-Kreislauf-Kliniken zur Verfügung.

2.3 Die Nachsorge auf der Station

Nach erfolgreicher PTCA kann der Patient liegend zur Station zurückgebracht werden. Die arterielle und evtl. auch venöse Schleuse verbleiben noch in der A. femoralis bzw. V. femoralis. Beide Schleusen müssen mit Pflasterstreifen gründlich fixiert und als arteriell und venös gekennzeichnet werden.

Der Patient ist während der PTCA mit gerinnungshemmenden Medikamenten behandelt worden, bei frischem Infarkt kann auch eine Lysetherapie vorgenommen worden sein, deshalb dürfen die Schleusen erst nach Normalisierung der Thrombinzeit (frühestens nach ca. 4 Std.) vom Stationsarzt entfernt werden, um Nachblutungen zu vermeiden.

Das Pflegepersonal der Station übernimmt jetzt die Überwachung der Patienten. Hierzu gehören:
- eine halbstündliche Kontrolle von Blutdruck und Herzfrequenz
- eine fortlaufende Kontrolle auf evtl. allergische Reaktionen durch Kontrastmittel
- Beobachtung der Punktionsstelle auf evtl. Nachblutung oder Hämatombildung
- Kontrolle der Fußpulse
- allgemeine Krankenbeobachtung (Atmung, Hautveränderungen, Gefühlsstörungen, geäußerte Beschwerden des Patienten, z. B. Druckgefühl in der Brust, Angina pectoris).

Der Patient sollte nach der Untersuchung noch 4–6 Stunden nüchtern bleiben, um bei Spätkomplikationen die Möglichkeit der Durchführung einer Koronarangiographie bzw. Re-PTCA zu wahren. Bei normalem Verlauf wird in den nächsten Tagen nach Inspektion der Leiste ein Ruhe- und ein Belastungs-EKG angefertigt.

Ein Abschlußgespräch mit dem Stationsarzt über das weitere Vorgehen beendet die stationäre Nachsorge.

Sehr hilfreich sind Patientenausweise, welche folgende Daten enthalten sollten:
- Name
- Adresse   Telefon
- behandelnder Arzt (Hausarzt oder Kardiologe)
- wer im Notfall zu verständigen ist
- wann eine PTCA durchgeführt wurde
- welches Gefäß dilatiert wurde
- evtl. Bypass-Operation, wann
- regelmäßig einzunehmende Medikamente
- bekannte Allergien
- Kontrolltermin.

3 Der Notfall

Anders als bei geplanter Koronarangiographie und PTCA verläuft die Vorbereitung eines Notfall-Patienten mit frischem Infarkt. Hier steht die Akut-Versorgung an erster Stelle. In der Regel wird der Patient über die Hauptaufnahme direkt zur Intensivstation oder ins Kreislauflabor weitergeleitet.

Die sofortigen Maßnahmen umfassen:
▶ Anlegen eines EKG – Monitorüberwachung
  EKG dokumentieren
▶ Blutdruckkontrolle
▶ Stabilisierung des Herz-Kreislaufsystems
  Behandlung von Rhythmusstörungen
  – Legen venöser Zugänge
  – evtl. zentraler Venenkatheter
  – evtl. Legen eines Schrittmachers
  – Defibrillator in Bereitschaft
  – Notfallmedikamente
▶ Behandlung der Schmerzsymptomatik
▶ Vorbereitung einer Lysetherapie
▶ O_2-Zufuhr über eine Nasensonde,
  falls erforderlich: Beatmung – Anästhesisten informieren!
▶ Vorbereitung zur Koronarangiographie bzw. Rekanalisation
  – Leisten rasieren
  – Schmuck und Prothesen entfernen
  – OP-Hemd
  – evtl. vorhandene Vorbefunde bereitstellen.

Im Rahmen der Notfallversorgung eines Patienten mit akutem Myokardinfarkt hier einige Erläuterungen und Statistiken zu neuen Strategien.

„In 90% der Fälle liegt einem akuten Myokardinfarkt ein frischer Thrombus auf dem Boden eines rupturierten arteriosklerotischen Plaques des Koronargefäßes zugrunde." (De Wood 1980).

Welche Patienten sollten akut angiographiert werden?
• Patienten mit einer typischen nitrorefraktären Angina,
• Patienten, bei denen im EKG
  – eine ST-Hebung $\geq 0{,}2$ mV in mind. 1 Wilson-Ableitung

- eine ST-Hebung ≥ 0,1 mV in mind. 1 Extremitätenableitung nachweisbar ist,
- Patienten im kardiogenen Schock,
- Patienten, bei denen eine Kontraindikation für eine Thrombolyse besteht,
- Patienten, bei denen die Lyse erfolglos geblieben ist.

Voraussetzung für die akute Koronarangiographie:
Die Intervention muß innerhalb von 6 (–12) Stunden nach Schmerzbeginn erfolgen. Ein Katheterlabor muß unmittelbar verfügbar sein.

Seit den Megastudien der 80er Jahre (Gissi, Isam, Isis-2, AIMS, ASSET) ist es unumstritten, daß durch frühe Wiedereröffnung des Infarktgefäßes die Mortalität gesenkt werden kann.

Kann mittels mechanischer Intervention (Akut-PTCA) eine im Vergleich zur Thrombolyse höhere Reperfusionsrate erzielt werden? Ist durch eine Akut-Angiographie eine Senkung der Mortalität erzielbar?
Die Thrombolyse senkt die 30-Tage-Mortalität von 12,7% auf 8,7% mit einer Reduktion des Mortalitätsrisikos um 30% (GISS 1). In der GUST-Studie konnte die 30-Tage-Mortalität in der r-tPA-Gruppe auf 6,6% gesenkt werden.

Die Rate der Gefäßwiedereröffnungen durch Thrombolyse erfolgt im Durchschnitt nach 90 Minuten. (TIMI-Grad 2 und 3):
TIMI Grad 2 = Fluß noch stark behindert
TIMI Grad 3 = guter Fluß.

Bei der akuten Intervention gibt es drei mögliche Vorgehensweisen:
- die direkte (primäre) PTCA
- die immediate-PTCA (nach Thrombolyse)
- die rescue-PTCA (nach erfolgloser Lyse).

Die direkte (primäre) koronare Angioplastie bei akutem Myokardinfarkt

▶ Eine Wiedereröffnung des Infarktgefäßes wird bei 93% innerhalb von 45–50 Minuten erreicht. Krankenhausmortalität 7,2% (Hartzler et al. 1982).

▶ 395 Patienten mit akutem Myokardinfarkt wurden randomisiert auf r-tPA (200) und primäre PTCA (195) innerhalb von 12 Stunden nach Schmerzbeginn: Reinfarkt und Tod betrugen 12% vs. 5% zugunsten der PTCA-Gruppe (Grines et al. 1993).

▶ 142 Patienten mit akutem Myokardinfarkt wurden randomisiert entweder mit Streptokinase oder mit primärer PTCA behandelt. Bei einer Kontrollangiographie war die linksventrikuläre Funktion in der PTCA-Gruppe besser (EF 51% vs. 45%), die Reischämierate war geringer (9% vs. 38%) (Zijstra et al. 1993).

▶ 261 Patienten mit akutem Myokardinfarkt wurden mit primärer PTCA behandelt. Die Zeitlatenz betrug 224±205 min. TIMI-Fluß 3 wurde in 92% erreicht. 30-Tage-Mortalität 3,4%. Keine Hirnblutung (Lyse 0,7–1,5%). Lokale Gefäßkomplikationen bei 2,7% (Emmerich et al. 1995).

Daraus resultiert: Die Akut-PTCA ist bei entsprechenden Vorraussetzungen vorteilhafter als eine Thrombolyse.

Die Akut-PTCA unmittelbar nach Thrombolyse (immediate-PTCA) bei akutem Myokardinfarkt

TAM 1, ECSG und TIMI 2A zeigten, daß dieses Vorgehen keine Verbesserung der linksventrikulären Funktion erbringt, sondern mit einer höheren Rate an Mortalität, Reokklusion, notfallmäßiger Bypass-OP und Blutungskomplikationen behaftet ist.

Die PTCA nach erfolgloser Thrombolyse (rescue-PTCA) bei akutem Myokardinfarkt

TAMI 5 konnte zeigen, daß die akute Angiographie mit mechanischer Intervention nach erfolgloser Lyse eine Wiedereröffnungsrate von 96% erbringt, die linksventrikuläre Funktion verbessert ist und Reinfarkte seltener sind (Califf et al. 1991).

Akuter Myokardinfarkt – Welche Patienten profitieren von einer Akut-PTCA?

▶ Der kardiogene Schock nach akutem Myokardinfarkt ist mit einer Mortalität von 80% behaftet. Die Akut-PTCA senkt die Mortalität auf 55% (Topol et al. 1994; Emmerich et al. 1995).
▶ Akut verschlossene Venenbypasses werden durch Thrombolyse nur in 25% wiedereröffnet (Grines et al. 1989). Die Akut-PTCA zeigt eine Erfolgsrate von 97%.
▶ Es gibt Hinweise darauf, daß die hohe Mortalität des Myokardinfarktes in der Subgruppe der über 65jährigen (13–24%) durch die akute PTCA gesenkt werden kann (14,3%) (Emmerich et al. 1989).

Akutkoronarangiographie bei instabiler Angina pectoris? (Crescendo-Angina, Ruhe-Angina, frühe Postinfarkt-Angina)

Die sofortige Angiographie und PTCA ist mit einer hohen Komplikationsrate von 10–33% behaftet (Laskey et al. 1990). Daher sollte zuerst eine maximale medikamentöse Therapie mit Heparin, Nitraten, Betablockern und Ca-Antagonisten erfolgen. Eine Stabilisierung gelingt in 90%. Nach Stabilisierung über 48 Stunden sinkt die Komplikationsrate der PTCA auf 1,5–5%.

4 Der ambulante Patient

In den letzten Jahren ist eine erhebliche Anzahl kardiologischer Praxen entstanden, in denen Katheteruntersuchungen bzw. Dilatationen ambulant durchgeführt werden. Während Patienten in den meisten Krankenhäusern oft mehrere Tage verbringen müssen, kommt der ambulante Patient am Morgen der Untersuchung und geht am Nachmittag desselben Tages wieder nach Hause.

Für einen reibungslosen Ablauf ist eine gute Vorbereitung hier sehr wichtig. Der Patient wird zuvor von seinem Hausarzt bzw. Kardiologen zur Koronarangiographie angemeldet. Um die Untersuchung sicher wahrnehmen zu können, sind folgende Unterlagen rechtzeitig zur Untersuchung mitzubringen:

▶ Röntgenbild des Brustkorbes (nicht älter als 2 Monate, möglichst 2 Ebenen)
▶ Ruhe und Belastungs-EKG (aktuell)
▶ Laborwerte (nicht älter als 10 Tage)
  – Quick (aktuell)
  – PTT
  – Kalium
  – Kreatinin
  – Hämoglobin
  – Thrombozyten
  – Blutgruppe
▶ kurzer Arztbericht
▶ Kranken- oder Überweisungsschein (gilt nur für Kassenpatienten)
▶ ausgefüllter Fragebogen mit folgendem Inhalt:
  – Fragen nach besonderen Risiken
    → vermehrte Blutungsneigung
    → Allergie
    → Jod-Unverträglichkeit
    → Überfunktion der Schilddrüse
  – Fragen nach Medikamenten
    → genaue Dosierung
  – Frage nach Größe und Gewicht
▶ unterschriebene Einverständniserklärung zur Herzkatheteruntersuchung unterschriebene Einverständniserklärung zur PTCA einschließlich der Einwilligung zur Bypass-Operation im Falle eines nicht behebbaren Gefäßverschlusses.

Nach Abwicklung aller Formalitäten erfolgt die Vorbereitung des Patienten zur Untersuchung. Sie wird in gleicher Weise wie in der Klinik durchgeführt, dies gilt im folgenden auch für die Versorgung und Überwachung während und nach der Koronarangiographie bzw. PTCA.

III PTCA –
Perkutane transluminale Koronarangioplastie

1 Gefäßwandveränderungen

1.1 Histologischer Aufbau

Der histologische Aufbau einer Herzkranzarterie ist vergleichbar mit dem einer Extremitätenarterie.

Man unterscheidet 3 Schichten:
- Die äußere Schicht, Adventitia, besteht aus elastischen Fasern und Kollagen, ein Protein, das zu den Gerüsteiweißen gehört.
- Es folgt der Übergang zur Media, ein aus glatten Muskelzellen und elastischen Membranen bestehendes System.
- Die Innenschicht, die Intima, wird aus Endothelzellen gebildet.

Die epikardialen und die Papillarmuskelarterien weisen jedoch eine Besonderheit auf: Ihre Intima ist sehr dick und besitzt im Gegensatz zu den intramuralen Gefäßen eine Längsmuskulatur.

1.2 Entstehung von Plaques

Verschiedene Faktoren können die Entstehung eines Plaques und damit eine Verengung bzw. den Verschluß eines Herzkranzgefäßes hervorrufen (Abb. 55). Mechanismen der Arteriosklerose können die Bildung von Plaques begünstigen. Hierzu gehören die Einlagerung und der gestörte Abbau von Lipoproteinen, das Einwachsen von glatten Muskelzellen in die Intima, Cholesterindepots, Verkalkungen, Fibrose und Nekrose.

Es handelt sich dabei um einen komplexen Vorgang. Aufgrund verschiedener Ursachen nehmen Monozyten und Makrophagen vermehrt Cholesterin auf. Durch Zellücken dringen diese unter das Endothel und lagern sich dort in größeren Formationen an. Durch verschiedene Wachstumshormone stimuliert, wachsen nun glatte Muskelzellen in die verletzte Intima ein. So wird der Plaque ausgebildet. Der Plaque ist ein mit Cholesterinkristallen und nekrotischem Gewebematerial ausgefülltes Atherom, das von Endothel überzogen ist. Man spricht von einem sog. atheromatösen Plaque.

Wird nun die Oberfläche dieses atherosklerotischen Plaques rauh und rissig, können Thrombozyten und Fette anhaften und zur weiteren Verdickung des Plaques führen. Die wichtigsten an diesem Prozeß beteiligten Zellen sind Monozyten, Makrophagen, Thrombozyten, Endothelzellen und glatte Mus-

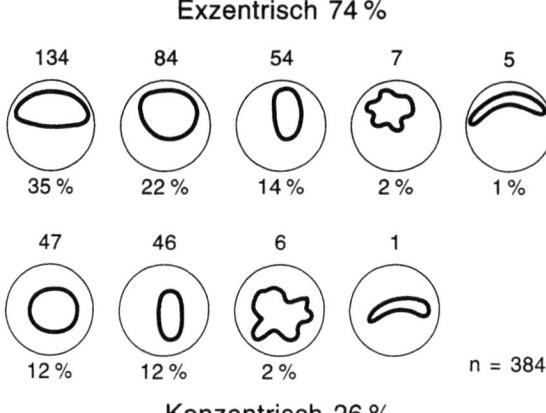

Abb. 55 Stenoseformen, prozentuale Verteilung

kelzellen. Sie sind in der Lage, wachstumsstimulierende Substanzen abzugeben.

Die Dauer eines solchen Prozesses ist im Einzelfall unterschiedlich, beträgt aber sicher Monate bis Jahre.

1.3 Restenosierung

Von einer erfolgreichen Dilatation spricht man, wenn eine über 50%ige Stenose vor PTCA sofort nach PTCA auf unter 50% reduziert werden kann. Eine eventuell noch bestehende Reststenose bildet sich häufig in den folgenden Monaten zurück.

Durch die Dilatation entsteht eine Verletzung im Bereich der Intima, evtl. auch im Bereich der Media. An diesen Stellen ist das Endothel größtenteils zerstört, und es kommt kurzfristig zu einer Anlagerung von Thrombozyten. Aus diesem Grund werden die Patienten häufig schon vor, während und nach der PTCA mit gerinnungshemmenden Substanzen wie Acetylsalicylsäure (z. B. Aspisol) und Heparin behandelt. Diese Medikamente sollen die Gefahr einer Thrombosierung – sie ist in den ersten 4 Tagen nach Dilatation rückläufig – vermindern.

Eine Restenosierung wird zumeist während der ersten 3–6 Monate beobachtet, danach ist eine solche i. d. R. nicht mehr zu erwarten. Der Prozentsatz von Restenosen liegt bei Eingefäßerkrankungen nach unkomplizierter PTCA bei ca. 20–30%. Bei Patienten mit Mehrgefäßerkrankungen bzw. Stenosen des Schwierigkeitsgrades B und C liegen die Restenoseraten etwas höher.

2 Wirkungsmechanismus der Ballondilatation

Eine hundertprozentige Klärung der Mechanismen bei einer Ballondilatation ist bis heute nicht möglich.

Zunächst ging man davon aus, daß durch die Querkräfte des inflatierten Ballons das Plaquematerial zusammengedrückt wurde und somit eine Lumenerweiterung zustande kam.

Histologische Untersuchungen haben jedoch gezeigt, daß 2 Faktoren eine Rolle spielen: Zum einen kann es durch Überdehnung der Media und der kollagenen Fasern der Adventitia zu einer Gefäßerweiterung kommen; zum anderen kann die arteriosklerotisch veränderte Arterie an ihrem schwächsten Punkt einreißen. Dieser Punkt ist in der Regel der Übergang vom atheromatösen Plaque auf den angrenzenden gesunden Gefäßabschnitt.

Der in der Stenose liegende Ballon zeigt bei geringer Inflation noch eine Einschnürung, durch höheren Inflationsdruck wird die innere Spannung des Plaque überschritten. Dies wird sichtbar durch die völlige Entfaltung des Ballons. Der Inhalt des Plaque entleert sich teilweise in die Blutbahn. Die Einrisse können sich von der Intima bis zur Media erstrecken (Abb. 56a–c).

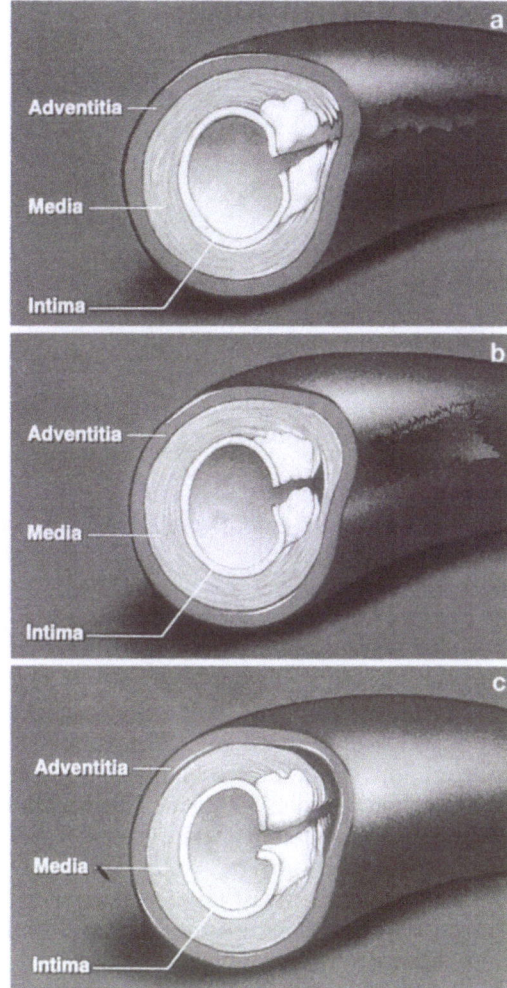

Abb. 56 **a** Dissektion – längsverlaufend. **b** Dissektion – querverlaufend. **c** Dissektion – kreisförmig

3 Indikationen und Kontraindikationen

Indikationen

1977 wurden von Andreas Grüntzig für eine Ballondilatation folgende Kriterien aufgestellt:
- proximale Lage der Stenose
- konzentrische Form
- Länge <1 cm
- keine Verkalkungen
- Stenose muß in einem geraden Gefäßabschnitt liegen
- Eingefäßerkrankung
- stabile Angina pectoris
- positive Ischämiezeichen im EKG
- keine Seitenäste im Stenosegebiet.

Als weitere Voraussetzungen galten eine ausreichende Versorgung des infarzierten Gebietes durch gut entwickelte Kollateralen sowie eine gute Ventrikelfunktion. Es handelte sich hier um sogenannte „Idealstenosen".

Sicherlich war diese Vorgehensweise der damaligen technischen Entwicklung und dem Wissensstand und der Erfahrung der Untersucher angepaßt und somit gerechtfertigt.

Aus heutiger Sicht ist mit der modernen Technik, den verbesserten Materialien und der zunehmenden Erfahrung der Untersucher eine erweiterte Indikationsstellung möglich.

Wichtig sind nach wie vor klinische und angiographisch-morphologische Kriterien:
- ischämisch bedingte ST-Streckensenkung im EKG (Ruhe-, Belastungs-EKG)
- Nachweis eines Redistributionsphänomens in der Myokardszintigraphie
- Nachweis höhergradiger (>50%) hämodynamisch wirksamer Stenosen in der Koronarangiographie.

Lokalisation, Form, Länge und Lage einer Stenose sind wesentliche Faktoren bei der Beurteilung des Schwierigkeitsgrades einer Dilatation und wichtig für die Abschätzung möglicher Komplikationen.

3 Indikationen und Kontraindikationen

Aus heutiger Sicht bieten jedoch folgende Stenosekriterien *keine* Kontraindikation für eine PTCA:
- distale Lage
- exzentrische Form
- Länge bis zu 2 cm
- Verkalkung
- Tandemstenosen
- Mehrgefäßerkrankung
- stark geschlängelter Gefäßverlauf
- Bifurkationsstenosen.

Auch eine schlechte Ventrikelfunktion ist keine absolute Kontraindikation. Dies gilt insbesondere für nicht OP-fähige Patienten. Hier kann die Durchführung einer PTCA als Palliativmaßnahme gerechtfertigt sein.

Weiterhin für eine PTCA bzw. Rekanalisation geeignet sind:
- Koronararterienverschlüsse
  a) beim akuten Myokardinfarkt innerhalb der ersten 6 Stunden
  b) bei Patienten mit Angina-pectoris-Beschwerden, bei denen ein Verschluß der Koronararterie <3 Monaten diagnostiziert wurde.
- Patienten nach einer Bypass-Operation
  a) Dilatation des Koronargefäßes bei Bypass-Verschluß
  b) Dilatation des Bypass
  c) Dilatation von Stenosen im distalen Anastomosegebiet (Übergang zwischen Koronararterie und Bypass).

Wichtig ist die Möglichkeit der Durchführung einer PTCA bei Patienten:
- die aufgrund anderer Erkrankungen ein zu hohes OP-Risiko aufweisen
- über 75 Jahren, die aufgrund ihres Alters ein erhöhtes OP-Risiko haben und auf diese Art und Weise ihre Lebensqualität verbessern können.

Relative Kontraindikationen

- Stenose unter 50%: Hier ist das verbleibende Restrisiko des Akutverschlusses bzw. der Restenosierung evtl. über 50% höher als der therapeutische Nutzen.
- PTCA bei einer Ventrikelfunktionsstörung (EF <25%)
- PTCA bei Mehrgefäßerkrankung bei eingeschränkter LV-Funktion:
Im Falle eines Gefäßverschlusses besteht die Gefahr eines kardiogenen Schocks.
- PTCA eines ungeschützten Hauptstammes (bei Bypass-Versorgung der Hauptäste LAD, CX wäre der Hauptstamm geschützt und könnte dilatiert werden)
- Bei diffuser Mehrgefäßerkrankung: Abwägung zwischen PTCA und Bypass-OP.

4 Vorbereitung

Zur Durchführung einer PTCA bedarf es außer den bisher beschriebenen Voruntersuchungen und pflegerischen Vorbereitungen des Patienten noch verschiedener Voraussetzungen, damit ein reibungsloser Untersuchungsablauf gewährleistet ist.

Hierzu gehören:

4.1 Herzchirurgisches Stand-by bzw. Back-up

Die folgenschwerste Komplikation der PTCA ist der akute Verschluß eines Kranzgefäßes während oder nach PTCA mit dem Risiko eines akuten Myokardinfarktes. In den meisten Fällen wird der Verschluß durch einen erheblichen Einriß der Intima mit Ablösung einer Dissektionsmembran verursacht. Diese Membran kann das Lumen des Koronargefäßes komplett verschließen oder eine erhebliche Flußminderung herbeiführen. In selteneren Fällen kann ein Thrombus oder ein kalkhaltiger Plaqueanteil für einen Gefäßverschluß verantwortlich sein.

In einigen Fällen gelingt es, die Dissektionsmembran durch nochmaliges Dilatieren wieder anzulegen und mit der Gefäßwand zu verkleben, oder man erreicht dies durch eine Stentimplantation. Wenn eine Dissektion jedoch dauerhaft zur Okklusion des Gefäßes führt, muß sofort eine Bypass-OP erfolgen.

Die gemeinsamen Richtlinien der American Heart Association des American College of Cardiology (1988), der International Society of Cardiology und der Weltgesundheitsbehörde (WHO 1988) fordern aus diesem Grund ein kardiochirurgisches Stand-by. Dies bedeutet, daß bei der Durchführung einer Hochrisiko-Dilatation eine herzchirurgische Bereitschaft gegeben sein muß, die notfallmäßig eine Bypass-OP vornehmen kann.

Durch die in der letzten Zeit verbesserten und neuen Techniken, wie z. B. Perfusionskatheter und Stents, ist die Komplikationsrate erheblich gesunken, so daß in einzelnen Fällen auf ein direktes Stand-by verzichtet werden kann und ein sog. herzchirurgisches Back-up genügt. Dies muß aber im Einzelfall zwischen Kardiologe und Herzchirurg abgesprochen werden.

4.2 Ausstattung des Herzkatheterlabors

4.2.1 Defibrillator (Abb. 57)

In Teil I wurde in den Kapiteln „2.1 Das Reizleitungssystem" und „2.2 Die normale Repolarisation" der normale Ablauf des Erregungsleitungssystems beschrieben. Beim erkrankten Herzen (z. B. Herzinfarkt) kann es – z. B. durch ektopische Impulse oder schwere Elektrolytstörungen – zu Störungen des Reizleitungssystems kommen. Ein ektopischer Impuls kann die Erholungsphase der ventrikulären Muskelzellen so beeinflussen, daß verschiede-

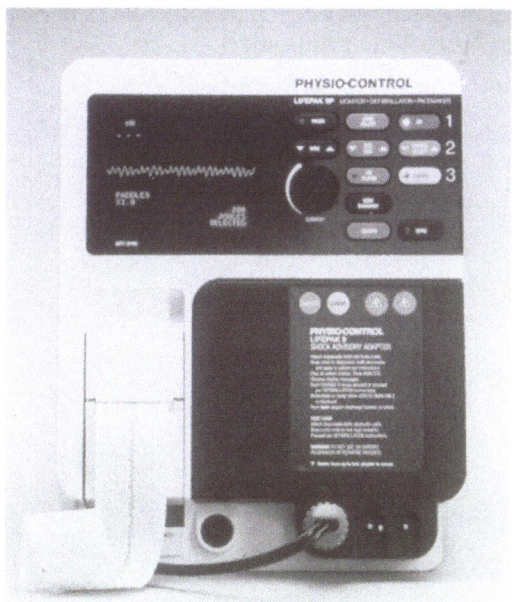

Abb. 57 Defibrillator

ne Abschnitte des Ventrikelmyokards zeitlich unkoordiniert und unabhängig schnell voneinander depolarisieren. Dadurch kann Kammerflimmern ausgelöst werden. Eine sofortige Defibrillation ist dann zwingend erforderlich (Abb. 58).

Das Herz reagiert auf körpereigene elektrische Impulse, Sinusknoten oder auch ektopische Schrittmacher. Es kann aber auch auf externe elektrische Impulse reagieren. Dies ist das Prinzip des Defibrillators. Wird ausreichend starker Strom (200–360 Joule) an die Brust abgegeben, so depolarisiert sich ein Großteil der Myokardzellen der Herzkammern. Durch diesen externen elektrischen Impuls wird erreicht, daß die Masse der Muskelzellen wieder einheitlich de- bzw. repolarisiert. Der Sinusknoten kann erneut die Kontrolle übernehmen.

Plazierung der Elektroden

Die modernen Defibrillatoren geben ihren Impuls über Platten- oder Einmalelektroden ab. Wichtig ist die genaue Plazierung der Elektroden. Sie sind so anzusetzen, daß das Herz im Stromweg liegt.

Die American Heart Association (AHA) empfiehlt 2 Möglichkeiten der Elektrodenpositionierung:
1. anterior/lateral – Sternum/Apex
2. anterior/posterior

Bei der anterior/lateralen bzw. Sternum/Apex-Positionierung wird eine Elektrode im oberen rechten Brustbereich rechts neben dem Sternum unterhalb des Schlüsselbeins plaziert (nicht über Knochen plazieren, da sie schlechte Stromleiter sind!). Die Apex-Elektrode wird im unteren linken Brustbereich über der Herzspitze links neben der Brustwarze in der mittleren Axillarlinie positioniert.

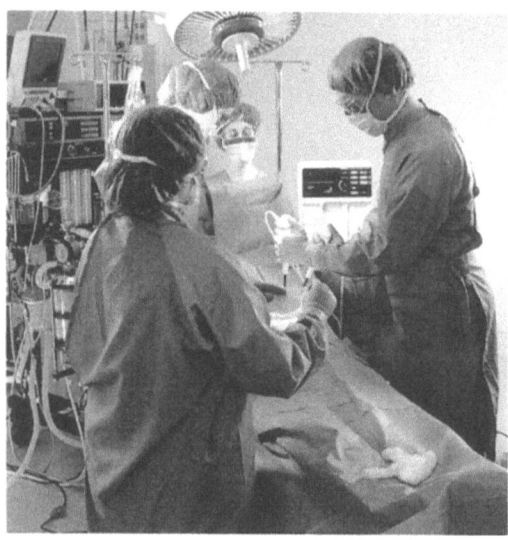

Abb. 58 Defibrillator im praktischen Einsatz

Bei der 2. Version wird die anteriore Elektrode über der Herzspitze unmittelbar links neben dem linken Sternumrand und die posteriore Elektrode auf der linken posterioren Brust unter dem Schulterblatt und lateral zur Wirbelsäule plaziert.

Energiewahl

Die AHA empfiehlt für den 1. Schock 200 Joule, 200–300 Joule für den 2. und 360 Joule für jeden weiteren Schock.

Transthorakale Impedanz

Ein dritter wesentlicher Faktor für eine erfolgreiche Defibrillation ist die transthorakale Impedanz (TTI). Hiermit ist der Widerstand gegen den Stromfluß durch den Körper gemeint. Gemessen wird die TTI in Ohm. Je größer der Widerstand, desto geringer der Stromfluß. Abhängig ist die TTI:
1. von der Größe (Fläche) der Elektroden
2. von der Plazierung der Elektroden
3. von dem Kontakt zwischen Haut und Elektroden
4. von der Zeit zwischen den Schocks
5. von der Atemphase (In- oder Exspiration) bei Abgabe des Schocks.

zu 1. Elektrodengröße
Erwachsenenelektroden sollten einen Durchmesser von 8–13 cm haben.

zu 2. Plazierung
Einmal-Defibrillationselektroden, wie sie häufig bei elektrophysiologischen Untersuchungen verwendet werden, werden in der Regel anterior/posterior plaziert. Bei herkömmlichen Elektroden empfiehlt sich die Sternum/Apex-Plazierung, da die Brust des Patienten hier leichter zugänglich ist.

zu 3. Kontakt
Die Haut ist ein schlechter Stromleiter. Zur Reduktion der Impedanz benutzt man Elektrodengel.

> ▶ zu wenig Elektrodengel: Verbrennungsrisiko
> ▶ zuviel Elektrodengel: Strom kann von einer Elektrode zur anderen überspringen

zu 4. Zeitliche Abgabe der Schocks
Nach dem 1. Schock nimmt die TTI um ca 8% ab, nach jeder weiteren Defibrillation nur noch um 4%. Je schneller die Folge der Schocks, desto niedriger ist die Impedanz.
Die AHA empfiehlt daher sog. „serielle" Schocks, d. h. die Elektroden werden zwischen der 2. und 3. Defibrillation nicht von der Brust entfernt.

zu 5. Atemphase
Wie die Haut, so ist auch die Luft ein schlechter Stromleiter. Je höher das Luftvolumen der Lungen eines Patienten ist, desto höher ist die Impedanz. Daher empfiehlt es sich, die Schocks während der Exspirationsphase abzugeben.

Sicherheitsvorschriften

Vor der Auslösung eines Schocks muß sichergestellt sein, daß niemand den Patienten, den Untersuchungstisch, auf dem der Patient liegt, oder den Defibrillator berührt. Der Kontakt darf nur über die Elektrodengriffe stattfinden.
   Täglich muß eine Funktionskontrolle des Defibrillators erfolgen. Beim Test niemals in die Luft entladen oder die Elektroden bei Entladung gegeneinander halten! Es ist immer ein separates Testgerät oder, wie in den modernen Geräten bereits eingebaut, ein Testmodul zu benutzen.
   Die regelmäßige Wartung nach MedGV muß durchgeführt werden.

Defibrillation bei Patienten mit Schrittmacher

- *bei permanentem Schrittmacher:*

Hier ist zu beachten, daß die Elektroden so weit als möglich vom Impulsgenerator aufgelegt werden.
Nach der Defibrillation muß die Leistung des Schrittmachers überprüft werden!
- *bei externem Schrittmacher:*

Hier sollte der Schrittmacher vor Defibrillation ausgeschaltet und abgetrennt werden.

Defibrillation bei implantiertem Defibrillator

Implantierte Defibrillatoren reagieren automatisch auf das Auftreten von Kammertachykardien bzw. Kammerflimmern. Falls aber nach Abgabe eines Schocks durch den implantierten Defibrillator immer noch Kammerflimmern besteht, kann auch ein externer Gegenschock verabreicht werden.
   Wie beim Schrittmacher, so muß auch hier später eine Funktionskontrolle des implantierten Defibrillators erfolgen.

- Tägliche Funktionskontrolle des Defibrillators!
- Jährliche Überprüfung nach MedGV!
- Personaleinweisung und regelmäßige Schulung!
- Defibrillator einschalten (evtl., falls vorhanden, Batterietest)!
- Elektrodengel auftragen!
- Energie wählen!
- Gewählte Energie aufladen!
- Richtige Plazierung der Elektroden beachten!
- Sicherstellen, daß niemand (Personal und Bediener/in) den Patienten, das Bett, den Untersuchungstisch oder angeschlossene Geräte berührt!
- Bei leichtem Druck auf die Elektroden (Exspirationsphase!) Defibrillator entladen (beide Entladetasten gleichzeitig drücken)!
- Patient und Monitor (EKG) beobachten, evtl. kardiopulmonale Reanimation fortsetzen. Bei anhaltendem Kammerflimmern serielle Schocks abgeben!

4.2.2 Externer Herzschrittmacher

Während einer Herzkatheteruntersuchung kann es zu Reizleitungsstörungen (z.B. akut auftretende Asystolie mit Adam-Stokes-Anfällen, SA- oder AV-Überleitungsstörungen mit Bradykardie HF >40/Min.) kommen, die eine notfallmäßige Elektrostimulation mit einem externen Schrittmacher erforderlich machen.

Der externe Herzschrittmacher dient der temporären Stimulation des Herzens bei Reizleitungs- bzw. Reizbildungsstörungen. Das Gerät wird batteriebetrieben und sendet über sog. Schrittmacherelektroden elektrische Impulse an das Herz.

Die Schrittmacher arbeiten entweder in einem gesteuerten Betrieb, als sog. Demand-Schrittmacher. Dies bedeutet, daß hier die Inhibierung der Stimulation durch die Aktionspotentiale des Ventrikels bestimmt werden. Es erfolgt keine Impulsabgabe, wenn das RR-Intervall kürzer als das durch die Frequenzeinstellung vorgegebene Erwartungsintervall des Schrittmachers ist. Die Stimulation erfolgt erst, wenn nach einer Kammererregung das Erwartungsintervall des Schrittmachers überschritten wird.

Die künstliche Stimulation verläuft mit konstanter Frequenz, bis sie durch einen Eigenimpuls des Herzens oder erhöhten Eigenrhythmus inhibiert wird.

Der festfrequente Herzschrittmacher arbeitet über einen Empfindlichkeitsregler. Dieser Regler kann Unregelmäßigkeiten im intrakardialen EKG wegfiltern, so daß nur echte Herzaktionen erkannt werden. Steigert man diesen Empfindlichkeitsregler über 20 mV, so wird auch die echte Herzaktion unterdrückt, und der Schrittmacher sendet nur noch seine der Frequenzeinstellung entsprechenden Impulse aus. Die Impulsstärke (mA) kann mit einem Amplitudenregler eingestellt werden (ca. 4 mA sind ausreichend).

Als Stimulationssonden können monopolare oder bipolare Reizelektroden verwendet werden. Sie können direkt oder über ein Verbindungskabel mit einem entsprechendem Adapter betrieben werden.

> ▶ Überprüfung der Batterien vor jedem Gebrauch
> ▶ Überprüfung der Geräte nach MedGV
> ▶ Schulung des Personals

4.2.3 Intraaortale Ballonpumpe (IABP)

Die Intraaortale Ballonpumpe ist ein mechanisches Assistsystem beim Versagen des linken Ventrikels. Ihr Einsatz ist daher besonders angezeigt bei Patienten im infarktbedingten kardiogenen Schock.

Die IABP kann in Kombination mit PTCA bei verschiedenen Indikationsstellungen angewendet werden:
1. Unterstützung von Hochrisiko-PTCA-Patienten
    ▶ bei schwerer ventrikulärer Dysfunktion (Auswurffraktion < 30%)
    ▶ bei Hauptstammstenose der linken Kranzarterie
    ▶ bei Eingefäß-Versorgungstyp
    ▶ bei Mehrgefäßdilatation bei schwerer ventrikulärer Dysfunktion.
2. prophylaktische Maßnahme bei elektiver PTCA (Auswurffaktion < 30–35%), um einen hämodynamischen Kollaps während und nach dem Eingriff zu vermeiden.
3. als überbrückende Maßnahme nach mißlungener Angioplastie:
    Eine Gefäßdissektion bzw. die Bildung eines Intimalappens oder eine akute Thrombusbildung können zu einem vollständigen Gefäßverschluß führen. Während einer mißlungenen Angioplastie kann ein Patient hochgradig instabil und somit eine Notoperation notwendig werden. Fällt der Blutdruck weiter ab, können andere bisher gut durchblutete Myokardbereiche sehr schnell ischämisch werden.
    Da die IABP-Therapie den systemischen und koronaren Perfusionsdruck steigert, läßt sich der Grad der Ischämie in diesen Fällen reduzieren.

Ziel des IABP-Einsatzes ist es, Sauerstoffversorgung und -bedarf aufeinander abzustimmen. In den meisten Fällen genügen unterstützende Maßnahmen, wie die Verabreichung von Sauerstoff, inotropen Medikamenten, Vasodilatatoren, Diuretika, Infusionen etc., um den Patienten in der kritischen Phase zu unterstützen.

Wenn diese Maßnahmen allein die hämodynamische Stabilität, wie sie für die Rekompensation erforderlich ist, nicht gewährleisten, ist eine IABP-Therapie angezeigt.

Zum besseren Verständnis der Arbeitsweise der IABP und ihrer Auswirkung ist es notwendig, einige anatomische und physiologische Aspekte des Herzens zu rekapitulieren.

Beschreibung und schematische Darstellung des normalen Herzzyklus

Wenn in der Diastole der Druck in den Vorhöfen größer ist als in den Kammern, öffnen sich Mitral- und Trikuspidalklappe, und das Blut strömt von den Vorhöfen durch die Klappen in die Ventrikel. Dies ist der Beginn der ventrikulären Füllung (Abb. 59).

Dann beginnt die atriale Systole. Die Vorhöfe kontrahieren sich als Reaktion auf einen vom Sinusknoten ausgehenden Impuls, was sich im EKG als

P-Welle darstellt. Die Vorhofkontraktion trägt zu einer Steigerung des Kammerfüllvolumens um 20–30% bei. Dieses zusätzliche Blutvolumen verursacht einen leichten Anstieg des Kammerdrucks (Abb. 60).

Das nächste Stadium des Herzzyklus ist die Kammersystole, die in zwei Phasen unterteilt ist, während derer sich beide Ventrikel kontrahieren:

Die *erste Phase* ist die isovolumetrische Kontraktion. Während dieser Phase kontrahieren sich die Ventrikel als Reaktion auf einen elektrischen

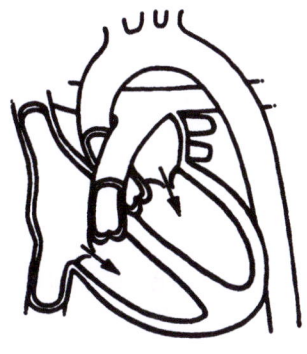

Abb. 59   Ventrikuläre Füllung

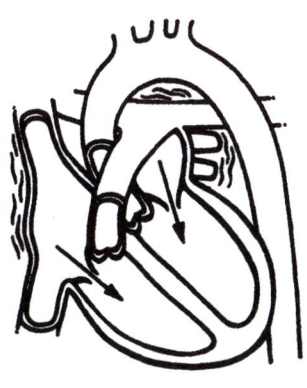

Abb. 60   Vorhofsystole

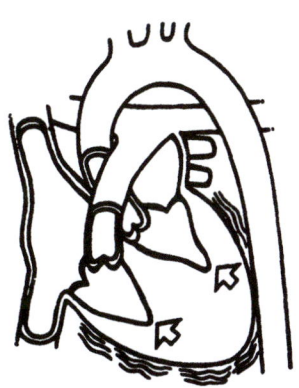

Abb. 61   Isovolumetrische Kontraktion

Impuls, was sich im EKG als QRS-Komplex darstellt (Abb. 61). Unmittelbar nachdem die Ventrikel begonnen haben, sich zu kontrahieren, steigt der Ventrikeldruck sehr rasch an, so daß sich Mitral- und Trikuspidalklappe schließen. Das Blutvolumen, das sich unmittelbar vor dem Schließen der Mitral- und Trikuspidalklappe in den Ventrikeln befindet, entspricht dem ventrikulären Preload oder der Vorlast.

Mit der ventrikulären Kontraktion steigt der Druck in den Ventrikeln weiter an. Da während der isovolumetrischen Kontraktion alle Herzklappen geschlossen sind, bleibt das Blutvolumen in den Ventrikeln gleich. Es wird eine Wandspannung aufgebaut, da die Ventrikel den Druck bzw. Widerstand im arteriellen Kreislauf überwinden müssen. Der größte Teil des myokardialen Sauerstoffverbrauchs findet während dieser Phase statt, da der linke Ventrikel sich gegen den arteriellen Widerstand kontrahieren muß. Den Widerstand im arteriellen Kreislauf und die daraus resultierende Wandspannung des linken Ventrikels während der Systole nennt man Afterload oder Nachlast (Abb. 62).

Die *zweite Phase* ist die ventrikuläre Austreibungsphase. Wenn der Druck in den Ventrikeln den Druck bzw. Widerstand im Kreislauf übersteigt, öffnen

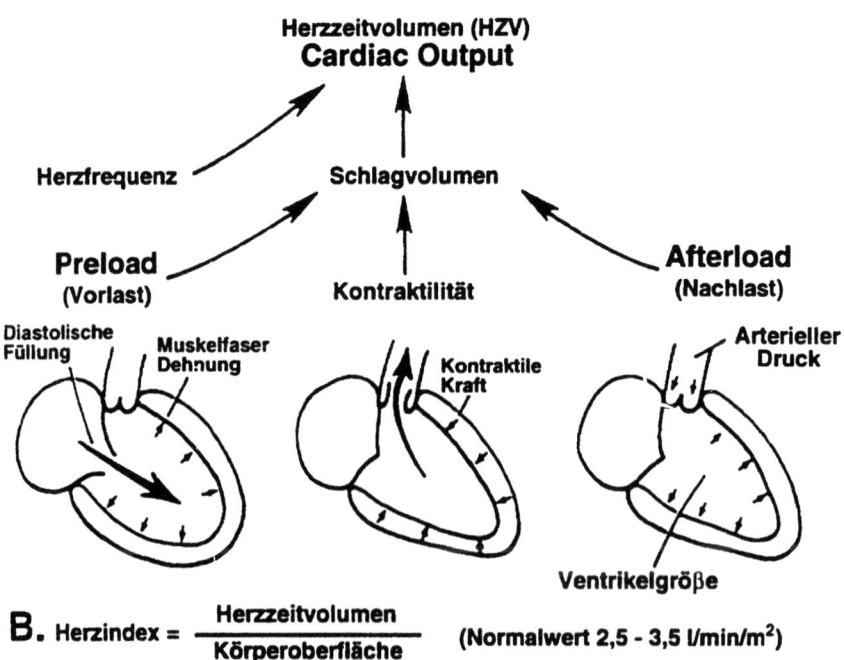

Abb. 62 Messung der Herzleistung

sich Aorten- und Pulmonalklappe: Wenn also der Druck im linken Ventrikel den systemischen Aortendruck übersteigt, öffnet sich die Aortenklappe und ermöglicht so den Auswurf des linken Ventrikelvolumens in die Aorta. Wenn der Druck im rechten Ventrikeln den in der Pulmonalarterie übersteigt, öffnet sich die Pulmonalklappe und ermöglicht den Fluß in den Pulmonalkreislauf (Abb. 63).

Am Ende der ventrikulären Austreibungsphase beginnen sich die Ventrikel zu entspannen, wodurch ihr Druck unter den systemischen Druck fällt – unter den arteriellen Druck im linken und unter den pulmonalen Druck im rechten Ventrikel. Dadurch schließen sich Aorten- und Pulmonalklappe, was den Beginn der ventrikulären Diastole einleitet.

Während der isovolumetrischen Relaxation entspannen sich die Ventrikel weiter, und der Druck in den Ventrikeln fällt. Wenn der Ventrikeldruck unter den Druck in den Vorhöfen sinkt, öffnen sich Mitral- und Trikuspidalklappe, die Ventrikel füllen sich, und der Zyklus beginnt erneut (Abb. 64).

Druckveränderungen während eines Herzzyklus werden während einer Herzuntersuchung oder PTCA kontinuierlich überwacht und aufgezeichnet. Hierzu dient die arterielle Druckkurve (Abb. 65). In der schematischen Darstellung ist bei Aortenklappenschluß ein geringer Druckabfall zu sehen; er ist Folge einer kurzen Verschiebung in der Blutsäule der Aorta, die wiederum durch das abrupte Schließen der Aortenklappe verursacht wird. In der Aortendruckkurve wird dieser Punkt als „Dikrotscher Punkt" bezeichnet. Er zeigt den Beginn der ventrikulären Diastole an. Während dieser Phase gelangt der größte Teil des Blutflusses in den Koronarkreislauf.

Es muß daher ein ausreichender diastolischer Druck aufrechterhalten werden, um die Koronarperfusion zu gewährleisten, da dies sich wiederum auf die myokardiale Sauerstoffversorgung auswirkt.

Außer dem Zustand der Koronararterien und dem diastolischen Druck kann auch die Herzfrequenz Einfluß auf die Koronardurchblutung haben. Mit einer Steigerung der Herzfrequenz verkürzt sich die Diastolendauer pro Herzaktion, und die Füllungszeit für die Koronararterien nimmt ab. Dadurch kann die myokardiale Sauerstoffversorgung beeinträchtigt werden.

Myokardiale Sauerstoffversorgung und myokardialer Sauerstoffbedarf

Die myokardiale Sauerstoffversorgung muß auf den myokardialen Sauerstoffbedarf (bzw. den myokardialen Sauerstoffverbrauch) abgestimmt sein, um den Stoffwechselanforderungen des Myokards zu genügen.

Versorgung
Anatomie der Koronararterien
Diastolischer Druck
Dauer der Diastole (MV O_2)
O_2-Extraktion:
▶ Hb
▶ PAO_2

Bedarf
Herzfrequenz
Nachlast
Vorlast
Kontraktilität

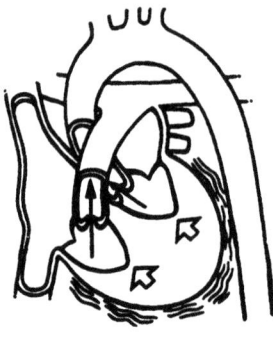

Abb. 63   Ventrikuläre Auswurfphase

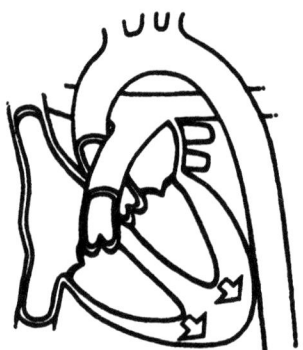

Abb. 64   Isovolumetrische Relaxation

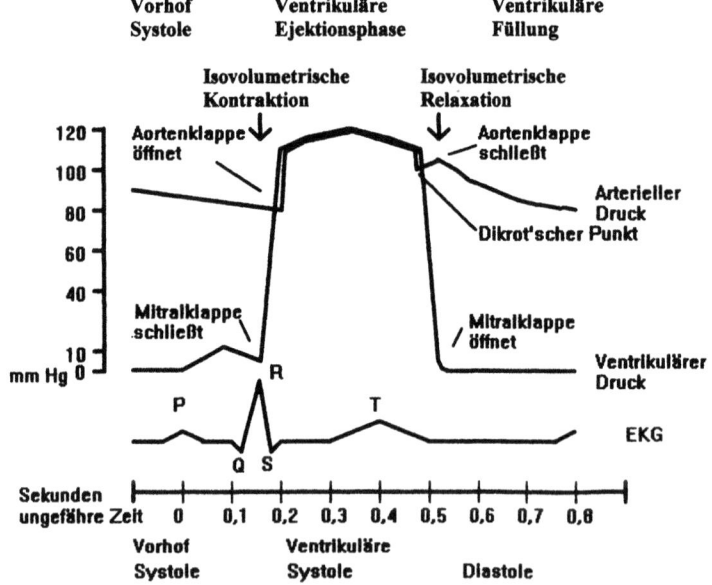

Abb. 65   Schematische Darstellung des Herzzyklus

4.2 Ausstattung des Herzkatheterlabors

Herzfrequenz
Ein Anstieg der Herzfrequenz steigert die Arbeit des Myokards und somit den Sauerstoffverbrauch. Er beeinflußt außerdem den Blutfluß in den Koronararterien und somit die myokardiale Sauerstoffversorgung.
  Bei gesteigerter Herzfrequenz verkürzt sich die Diastolendauer, und der koronare Blutfluß ist reduziert.

Nachlast (Afterload)
Falls die Nachlast oder der Blutdruck erhöht sind, steigt die Arbeitsbelastung des Ventrikels an, da er das Blut gegen einen größeren Widerstand auswerfen muß. Diese Erhöhung der Arbeitsbelastung erhöht den Sauerstoffbedarf.

Vorlast (Preload)
Das linksventrikuläre enddiastolische Volumen beeinflußt die Vorlast. Mit Zunahme des enddiastolischen Volumens erhöht sich auch die Stärke der Kammerkontraktion, wodurch das Schlagvolumen bis zu einem kritischen Zeitpunkt ansteigt, um dann wieder abzufallen. Dies führt zu einem linksventrikulären Herzversagen.

Kontraktilität
Bezieht sich auf die Änderung der Kontraktionskraft, die unabhängig von der myokardialen Faserlänge auftritt. Die Kontraktilität läßt sich durch Katecholamine, die durch Stimulierung des Sympathikus freigesetzt bzw. medikamentös verabreicht werden, erhöhen. Diese Katecholamine verursachen einen Anstieg der inotropen Leistung des Myokards. Durch Hypoxie kann sich die myokardiale Kontraktilität verringern.

  Bei einer Läsion des Myokards treten eine Reihe physiologischer Veränderungen auf, die zu einem Ungleichgewicht zwischen myokardialer Sauerstoffversorgung und myokardialem Sauerstoffbedarf führen.
  Bei einem Herzversagen fällt das Herzminutenvolumen ab, wodurch sich die myokardiale Sauerstoffzufuhr verringert. Um dies zu kompensieren, erhöhen sich Vor- und Nachlast sowie die Herzfrequenz. Dies wiederum führt zu einem Anstieg des myokardialen Sauerstoffbedarfs. Mit fortschreitendem Versagen entwickelt sich ein Zyklus, in dem ein zunehmendes Ungleichgewicht zwischen myokardialer Sauerstoffversorgung und -bedarf zu einem weiteren Versagen der Pumpaktion des Herzens führt. Die myokardiale Sauerstoffversorgung nimmt weiter ab, wohingegen der Sauerstoffbedarf ansteigt.
  Eine medikamentöse Behandlung zielt darauf ab, den Grund für das Ungleichgewicht zwischen Versorgung und Bedarf zu beseitigen. Spricht das Herzversagen nicht auf die medikamentöse Behandlung an, bietet sich als nächster Behandlungsschritt die Intraaortale Gegenpulsation an.

Arbeitsweise der Intraaortalen Gegenpulsation

Der Intraaortale Ballonkatheter besteht aus einem schmalen Polyurethanballon, der auf einen Katheter montiert ist (Abb. 66).

Der Ballonkatheter wird entweder chirurgisch in die Aorta des Patienten eingeführt oder perkutan über die Femoralarterie (Abb. 67).

Die ideale Position für den Ballon ist in der thorakalen Aorta descendens, eben distal der linken Arteria subclavia. Der Ballonkatheter wird dann an ein Steuergerät angeschlossen, über das er mit Helium gefüllt und entleert wird, um so den Ballon im Rhythmus des mechanischen Herzzyklus aufzublasen und leerzusaugen.

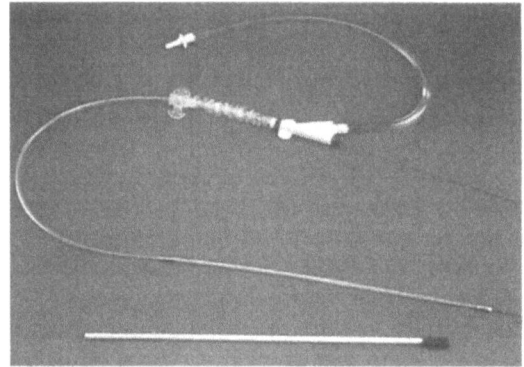

Abb. 66 Ballonkatheter für IABP

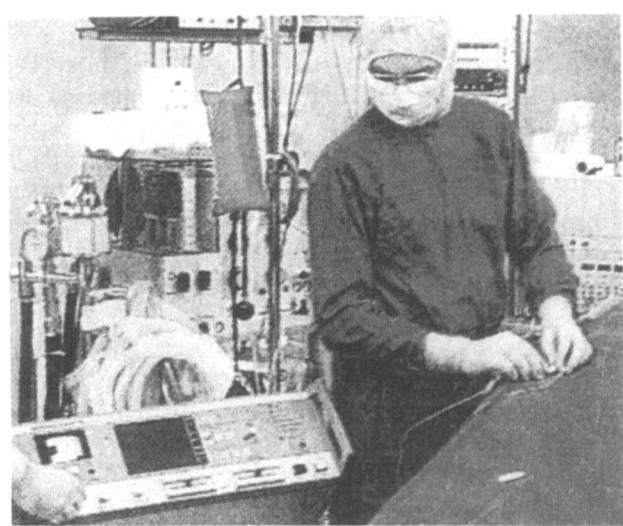

Abb. 67 Einführen des Ballonkatheters über die A. femoralis

Der Ballon unterstützt das Herz auf zwei Arten:
- Er erhöht den Aortendruck während der Diastole, um die Koronarperfusion zu verbessern.
- Er verringert den Aortendruck während der Systole, um die Arbeitsbelastung des linken Ventrikels zu reduzieren.

Dies wird durch das Aufblasen und Leersaugen des Ballons erreicht (Abb. 68 a, b). Der Haupteffekt der Intraaortalen Gegenpulsation besteht darin,
▶ die myokardiale Sauerstoffversorgung zu erhöhen sowie
▶ den myokardialen Sauerstoffbedarf zu verringern.

Der Ballon wird zu Beginn der Diastole, wenn der linke Ventrikel entspannt ist und sich die Koronararterien mit sauerstoffreichem Blut füllen, aufgeblasen. Diesen Vorgang nennt man diastolische Augmentation.

Kurz bevor sich der linke Ventrikel kontrahiert, um das Blut vorwärts zu pumpen, wird der Ballon schlagartig leergesaugt. Dies verringert den Druck, gegen den das Herz arbeiten muß, und folglich die systolische Wandspannung des Ventrikels bzw. die Nachlast.

Die Druckverringerung erleichtert dem Herzen die Entleerung und ermöglicht somit eine Steigerung des Herzzeitvolumens. Dies zeigt sich in einer Reduzierung des enddiastolischen und systolischen Aortendrucks. Zusätzlich zu der Verringerung des myokardialen Sauerstoffverbrauchs durch eine Verringerung der Arbeitsbelastung und der Verbesserung der myokar-

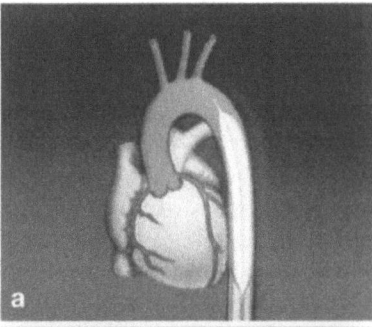
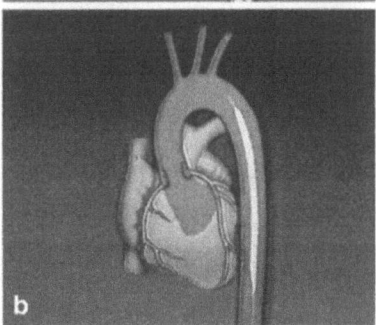

Abb. 68 a IABP-Inflation
b IABP-Deflation

dialen Sauerstoffversorgung aufgrund der erhöhten Koronarperfusion können folgende mit der Gegenpulsation verbundene Auswirkungen beobachtet werden:
▶ Abnahme der Herzfrequenz
▶ Zunahme des Herzzeitvolumens
▶ Abnahme des systemischen Gefäßwiderstands
▶ Abnahme des linksventrikulären enddiastolischen Drucks bzw. des pulmonalen Kapillarverschlußdrucks
▶ Zunahme des arteriellen Mitteldrucks.

Vorschläge zur Sicherung einer effektiven Leistungsfähigkeit der IABP

• Genaues Beachten der Richtlinien zur Einführung des Ballons (Herstellerhinweise und Bedienungsanleitung)!
• Vorsichtige Handhabung des IABs während der Vorbereitung und beim Entfernen der Verpackung, um eine Beschädigung der Membran vor dem Einführen zu vermeiden.
• Auf richtige Positionierung (Durchleuchten oder Röntgenaufnahme) achten, die meisten IABs haben röntgenkontrastfähige proximale und distale Markierungen.
• Im Idealfall sollte die Spitze des IABs 2–3 cm unterhalb der linken Arteria subclavia liegen; bei einem femoral eingeführten Ballon sollte sich der proximale Abschnitt der Membran oberhalb der Nierenarterien befinden.

Festlegen der Zeiteinstellung

Die Zeiteinstellung muß exakt vorgenommen werden, um den größtmöglichen Nutzen für den Patienten zu erzielen (Abb. 69).
  Der Ballon ist während der ganzen Diastole aufgeblasen. Die Diastole beginnt mit dem Aortenklappenschluß und der Entspannung des linken Ventrikels. Dies ist die Zeit des Herzzyklus, in der kein Blut vom Herzen vorwärts gepumpt wird. Ist der Ballon zu dieser Zeit aufgeblasen, wird der Vorwärtsfluß des Blutes nicht behindert. Der Aortenklappenschluß wird als Dikrotscher Punkt auf der arteriellen Druckkurve identifiziert.
  Der Ballon muß leergesaugt sein, bevor die Aortenklappe sich öffnet, um den Vorwärtsfluß des Blutes zu ermöglichen. Das Leersaugen muß direkt vor der nächsten Systole stattfinden. Man wählt den Zeitpunkt für das Leersaugen so, daß ein Abfall des aortalen enddiastolischen Drucks und des folgenden systolischen Spitzendruckes erreicht wird.

Kontraindikationen der IABP-Therapie

Es ist wichtig zu beachten, daß die IABP-Therapie nur bei solchen Patienten in Betracht gezogen werden sollte, bei denen die Möglichkeit einer Erholung des linken Ventrikels besteht, oder daß sie nur als unterstützende Maßnahme vor weiteren herzchirurgischen Eingriffen geplant wird.

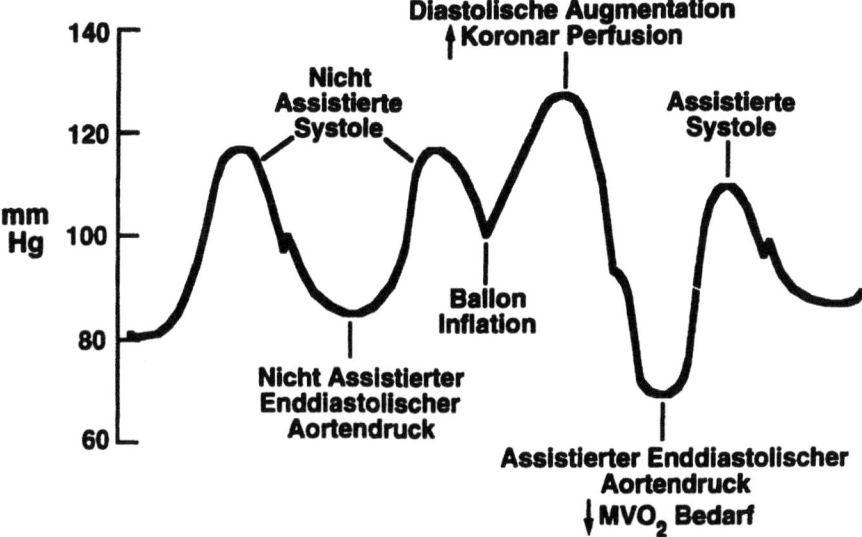

Abb. 69 Arterielle Druckkurven-Variationen während IABP-Therapie

Absolute Kontraindikation für die Verwendung einer IABP sind:
▶ irreversibler Gehirnschaden
▶ chronisches Endstadium einer Herzerkrankung
▶ Aortendissektion oder thorakales Aortenaneurysma.

Bei Patienten mit Aortenklappeninsuffizienz und schwerer peripherer Gefäßerkrankung ist die Entscheidung, die IABP einzusetzen, relativ und generell mit Hinsicht auf das Risiko-Nutzen-Verhältnis für den Patienten zu treffen.

Komplikationen bei der IABP-Therapie

Die IABP-Therapie ist – obwohl potentiell lebensrettend – nicht ohne Risiko oder Komplikationen.

Vaskuläre Komplikationen. Vaskuläre Komplikationen bei einer IABP-Therapie sind in der gesamten Literatur dokumentiert. Die häufigste ist die Ischämie der Extremitäten.

Ischämie der Extremitäten. Die Ischämie der Extremität wird weithin definiert als abgeschwächter oder fehlender Puls, anormale Temperatur, Veränderung der Farbe, Schmerzen in der betroffenen Gliedmaße und Gangrän, welches eine Amputation erforderlich machen kann. Geht man nach dieser weitreichenden Definition vor, wurde bei 14–45% der Patienten, die eine IABP-Therapie erhielten, verschiedentlich von einer Ischämie der Extremität berichtet.

Der IABP-Patient muß ständig hinsichtlich jeglicher Symptome einer Ischämie beobachtet werden. Das Vorhandensein distaler Pulse und eine adäquate kapillare Füllung sollte daher vor und unmittelbar nach Einführen des Ballons sowie während der gesamten Therapie überprüft werden. Wird ein klinisch signifikantes Abfallen der Pulse am betroffenen Glied beobachtet, ist es erforderlich, das Risiko-Nutzen-Verhältnis neu zu bewerten und möglicherweise den Ballon zu entfernen.

Man vermutet, daß die Entwicklung einer Ischämie der Extremität mit spezifischen Herzrisikofaktoren verbunden ist, wie der peripheren Gefäßerkrankung, Diabetes, Alter und dem kleineren Gefäßsystem bei Frauen. Man nimmt auch an, daß direkte Verletzungen der Arterie während des Einführens des Ballons, Erkrankungen des femoroiliakalen Systems und die Größe des IABP-Katheters sowie ständige Beobachtung der betroffenen Gliedmaße eine signifikante Rolle spielen bei der Verhinderung bzw. Bewältigung einer Ischämie.

Andere vaskuläre Komplikationen. Andere vaskuläre Komplikationen treten seltener auf. Eine ist die Aortendissektion, die entstehen kann, wenn die Aorta beim Einführen des Ballons eingerissen wird. Dissektionen reichen von kleineren Intimaschädigungen, die klinisch nicht in Erscheinung treten, bis hin zu größeren Rissen, die normalerweise mit plötzlicher schwerer Hypotension und Rückenschmerzen einhergehen.

Der IABP kann in den subintimalen Raum oder ein falsches Lumen der Aorta eintreten, was deutlich wird, wenn anfänglich beim Einführen des Ballons nur eine schlechte Unterstützungskurve zu sehen ist oder der Ballon sich nicht entfaltet.

In diesem Fall muß der IAB sofort entfernt werden.

Andere Komplikationen können **Thromboembolie** und **Blutungen** sein.

In selteneren Fällen können auch **Infektionen** an der Insertionsstelle auftreten.

4.2.4 Zubehör für die Reanimation

Bei Herzkatheteruntersuchungen kann es zu Komplikationen kommen, deshalb sollte das Assistenzpersonal im Herzkatheterlabor für Notfallmaßnahmen gut ausgerüstet und ausgebildet sein.

Außer den Notfallmedikamenten müssen folgende Gegenstände und Geräte zur Verfügung stehen:
▶ Spritzen 2, 5, 10, 20 ml, Perfusorspritzen 50 ml plus Perfusorleitung
▶ Kanülen verschiedener Größen, Venenverweilkanülen
▶ Zubehör für Injektionen
▶ Beatmungsbeutel mit Gesichtsmasken verschiedener Größen
▶ Intubationsbesteck (Laryngoskop testen, Ersatzbirnen u. Batterien bereithalten!)

- Guedel-Tuben, Endotrachealtuben verschiedener Größen
- Sauerstoffinsufflationsgerät, Sauerstoffbrillen
- Absaugvorrichtung und Absaugkatheter
- Narkosegerät (Telefonnummer der Anästhesisten in Telefonnähe anbringen!)
- Infusionsständer, Perfusoren oder Infusomaten (Batterietest! Evtl. Verlängerungsschnur oder Mehrfachsteckdose zur Verfügung halten!)
- Blutdruckmeßgerät und Stethoskop.

4.2.5 Medikamente

Im folgenden ist eine Auswahl von Medikamenten beschrieben, die üblicherweise angewendet werden.

> Lagerungshinweise für Medikamente beachten!
>
> Verfalldatum kontrollieren!
>
> Notfallmedikamente müssen übersichtlich geordnet und schnell erreichbar sein!

Indikationsgruppe Wirkstoff	Medikament	Anwendungsgebiet (hier nur kardiologische Indikation)	Dosierung	Bemerkungen
Spasmolytika: • Atropinsulfat	Atropin	Bradyarrhythmie	1 Amp. = 1 ml = 0,5 mg 1–3 ml i.v.	Atropin darf nicht zusammen mit Adrenalin oder Noradrenalin verabreicht werden. **Vorsicht** bei der Anwendung bei Patienten mit Glaukom, Hyperthyreose, Herzinsuffizienz, Mitralklappenstenose, frischem Herzinfarkt
Antihypertonika • Epinephrin	Suprarenin	Kreislaufkollaps akute allergische Reaktionen (anaphylaktischer Schock) kardiogener Schock im Rahmen der Reanimation bei Kammerflimmern, Asystolie	1 Amp. = 1 ml = 1,0 mg 1 ml Suprarenin in 10fach verdünnter Lösung, davon zunächst 1 ml i.v. unter Puls- und Blutdruckkontrolle. Bei Herzstillstand 5 ml der 10fach verdünnten Lösung i.v. oder endotracheal.	Unverdünnt darf Suprarenin nur zu subkutanen oder intramuskulären Injektion verwandt werden. Intravenös, endotracheal und intrakardial darf Suprarenin nur nach **Verdünnen auf das Zehnfache** verabreicht werden. **1 ml Suprarenin mit 9 ml isotonischer NaCl-Lösung ergibt 10 ml einer 0,01%igen Epinephrinlösung**
• Cafedrin Theoadrenalin Natriumdisulfit	Akrinor	Kreislaufversagen, Kreislaufschwäche primäre und sekundäre Hypotonie	1 Amp. = 2 ml 1/2–1 Amp. i.v. (1 ml/min)	**Vorsicht** bei der Anwendung bei Patienten mit Bronchialasthma bei Sulfit-Überempfindlichkeit, Glaukom, Mitralstenose
• Norepinephrin	Arterenol	Bradykardie verschiedene Schockformen	1 Amp. = 1 ml = 1 mg dosisabhängig von der Dauer des Kreislaufstillstandes	**Vorsicht** bei der Anwendung bei Patienten mit Bronchialasthma bei Sulfit-Überempfindlichkeit, Glaukom

4.2 Ausstattung des Herzkatheterlabors

Indikationsgruppe Wirkstoff	Medikament	Anwendungsgebiet (hier nur kardiologische Indikation)	Dosierung	Bemerkungen
Antihypotontika:				
• Dopamin	Dopamin 200	drohender Schock Schockzustände, schwere Hypotensionen	1 Amp. = 10 ml = 200 mg Dopamin 200 ist für sämtliche Dosisbereiche geeignet, die Dosis ist individuell anzupassen	**Dopamin 200 ist nur für die i.v.-Infusion** geeignet und nur in geeigneter Infusionslösung anzuwenden. **Vorsicht** bei der Anwendung bei Patienten mit Bronchialasthma bei Sulfit-Überempfindlichkeit
• Dobutamin	Dobutamin Dobutrex	Vorwärts- und/oder Rückwärtsversagen bei akuter oder akut dekompensierter Herzinsuffizienz	1 Injekt.-Fl. Trockensubstanz = 250 mg 1 Injekt.-Fl. à 20 ml = 250 mg Dosierung für eine Infusionspumpe = 1 Injektionsflasche/250 mg auf 50 ml Lösungsvolumen Als Lösungsmittel können 5- oder 10%ige Glucoselsg. oder phys. NaCl-Lsg. verwendet werden. Dosierungsschema individuell.	Wegen der kurzen Halbwertszeit muß Dobutamin als kontinuierliche i.v.-Infusionslsg. verabreicht werden. Während der Anwendung von Dobutamin Herzfrequenz, -rhythmus, Blutdruck und Infus.-Geschwindigkeit überwachen! **Vorsicht** bei der Anwendung bei Patienten mit Bronchialasthma bei Sulfit-Überempfindlichkeit
	Catapresan Nepresol Ebrantil Effortil	hypertensive Notfälle	1 Amp. = 10 ml = 50 mg 1 Amp. = 2 ml = 25 mg 1 Amp. = 10 ml = 50 mg 1 Amp. = 1 ml = 10 mg 1 Amp. = 5 ml = 50 mg	**Vorsicht** bei der Dosierung, zu rascher Blutdruckabfall kann zu Bradykardie oder Herzstillstand führen.

Indikationsgruppe Wirkstoff	Medikament	Anwendungsgebiet (hier nur kardiologische Indikation)	Dosierung	Bemerkungen
Antiarrhythmika:				
• Orciprenalin	Alupent	bradykarde Erregungsbildungs- und Leitungsstörungen, Sinusbradykardie, AV-Block 2. Grades mit Wenckebach-Periodik (bis zur SM-Anwendung)	1 Amp. = 1 ml = 0.5 g 1/2–1 Amp. langsam i.v. injizieren	
• Lidocain	Xylocain 2%	schwerwiegende symptomatische tachykarde Rhythmusstörungen, Extrasystolen und Tachykardien bei Infarkt	1 Amp. = 5 ml = 100 mg Einleitung: 1/2–1 Amp. langsam innerhalb von 2 min injizieren	**Vorsicht** bei Patienten mit deutlich niedrigem Blutdruck!
• Ajmalin	Gilurytmal 10	supraventrikuläre Tachykardien, schwerwiegende symptomatische tachykarde Rhythmusstörungen	1 Amp. = 10 ml = 50 mg unter EKG-Kontrolle langsam injizieren. höchste Dosis: 50 mg	
• Verapamil	Isoptin	tachykarde Rhythmusstörungen, Vorhofflimmern/Vorhofflattern mit Tachyarrhythmie	1 Amp. = 2 ml = 5 mg zunächst 5 mg langsam innerhalb von 2 min injizieren. bei unzureichender Wirkung nach 5–10 min weitere 5 mg	
• Digitoxin	Digimerck 0.25	supraventrikuläre tachykarde Arrhythmien	1 Amp. = 1 ml = 0.25 mg besonders schneller Wirkungseintritt	
• Flecainidacetat	Tambocor	supraventrikuläre Tachykardien, schwerwiegende symptomatische tachykarde Rhythmusstörungen	1 Amp. = 1 ml = 10 mg 1 Amp. = 5 ml = 50 mg langsame Injektion über 5 min. EKG-Kontrolle	
• Mexiletin	Mexitil	schwerwiegende symptomatische tachykarde Rhythmusstörungen	1 Amp. = 10 ml = 250 mg langsame Injektion über 5 min. EKG-Kontrolle	

4.2 Ausstattung des Herzkatheterlabors

Indikationsgruppe Wirkstoff	Medikament	Anwendungsgebiet (hier nur kardiologische Indikation)	Dosierung	Bemerkungen
Antiarrhythmika: • Adenosin	Adrekar	bei atrioventrikulärer Reentry-Tachykardie und AV-Knoten-Tachykardie	1 Amp. 2 ml = 6 mg 3 mg als i.v.-Bolus, Injektion über 2 Sekunden	Adrekar darf nur unter intensivmedizinischen Bedingungen verabreicht werden!
Calciumantagonist • Nifedipin	Adalat	chronisch stabile Angina pectoris, instabile Angina pectoris, Hypertonie, hypertensive Krise	Kapseln, 10 mg, 20 mg; um schnelleren Wirkungseintritt bei hypertensiver Krise zu erzielen, Kapsel zerbeißen und hinunterschlucken lassen oder Kapsel anstechen und Inhalt oral verabreichen	
	Adalat intra-koronar	zur Behandlung von Koronargefäßspasmen, die während koronardiagnostischer und -therapeutischer Eingriffe auftreten (z. B.: PTCA)	Fertigspritze 2 ml = 0,2 mg	Die Spritze soll vor Verabreichung Raumtemperatur haben!
Koronarmittel • Glyceroltrinitrat	Nitro-lingual-Spray	Prophylaxe der Angina pectoris, Angina-pectoris-Anfall, akuter Herzinfarkt katheterinduzierte Gefäßspasmen bei Koronarangiographie oder PTCA	1 Sprühstoß enthält 0,4 mg	**Vorsicht** bei Pat. mit Hypotonie, syst. Blutdruck <90, Aortenund/oder Mitralstenose
	Nitro POHL infus.	akuter Myokardinfarkt, Behandlung der Linksinsuffizienz bei subakutem und akutem Lungenödem	1 Amp. = 5 ml/25 ml/50 ml Infus.-Lsg. = 5 mg/25 mg/50 mg Glyceroltrinitrat und 245 mg/1225 mg/2450 mg Glucose-Monohydrat	**Vorsicht** bei insulinpflichtigen Patienten! Lsg. enthält 5% Glucose!
	Trini-trosan	akuter Myokardinfarkt, Behandlung der Linksinsuffizienz bei subakutem und akutem Lungenödem zur Weitstellung der Koronararterien und dadurch bedingten Verlängerung der Ischämietoleranzzeit bei Koronarangiographie und PTCA	1 Amp. = 1 ml = 5 mg 1 Amp. = 50 ml = 10 mg bei intrakoronarer Anwendung: Verdünnung mit NaCl = 1 ml = 0,2 mg	**Vorsicht** bei Pat. mit Hypotonie, syst. Blutdruck <90

Indikationsgruppe Wirkstoff	Medikament	Anwendungsgebiet	Dosierung	Bemerkungen
Narkosemittel	Etomidat Hypnomidate	Einleitung einer Allgemeinanästhesie		
	Ketanest	Einleitung einer Allgemeinanästhesie Kurzhypnotikum		
	Fentanyl	Neuroleptanalgesie		
	Dormicum	zur OP-Vorbereitung vor diagn. Eingriffen, Narkoseeinleitung		
Muskelrelaxantia	Norcuron	Muskelrelaxans bei Narkosen		
Psychopharmaka				
• Diazepam	Valium 2/5/10	Behandlung von akuten und chronischen Spannungs-, Erregungs- und Angstzuständen	1 Amp. = 2 ml = 2 mg/ 5 mg/10 mg als Prämedikation 2–10 mg	**Vorsicht** bei Patienten, die derzeit oder früher abhängig waren von Alkohol, Arzneimitteln oder Drogen! Dieses Arzneimittel enthält „Benzodiazepin".
Lokalanästhetika	Scandicain 1%	Infiltrationsanästhesie	1 Amp. = 1 ml = 10 mg Tropfen oder Ampullen Dosierung n. Bedarf	
Analgetika	Novalgin	akute starke Schmerzen		
	Tramal	akute starke Schmerzen		
	Morphin	akute starke Schmerzen		BTM-Rezept
	Aspisol	Verminderung von Thrombosen und Embolien nach Operationen	1 Amp. = 5 ml = 1 g	
Diuretika				
• Furosemid	Lasix	kardiale Ödeme, akute Herzinsuffizienz insbesondere bei Lungenödem	1 Amp. = 2 ml = 2 mg 1 Amp. = 4 ml = 4 mg	
Magen-Darm-Mittel				
• Metoclopramid	Paspertin	Übelkeit, Erbrechen	1 Amp. = 2 ml = 10 mg 1 Amp. = 10 ml = 50 mg	
• Cimetidin	Tagamet	bei Patienten mit einer anamnestisch gesicherten Prädisposition zu Histamin-bedingten Allergien und Intoleranzen als Prämedikation in Kombination mit H1-Rezeptor-Antagonisten zur Vermeidung von durch Histaminfreisetzung ausgelösten klin. Reaktionen	1 Amp. = 2 ml = 200 mg 1 Amp. = 4 ml = 400 mg 1 Amp. = 10 ml = 1000 mg	bei i.v.-Injektion sollte der Ampulleninhalt auf 10 ml mit 0,9%iger NaCl-ösung verdünnt werden. Langsam injizieren (ca. 2 min)!

4.2 Ausstattung des Herzkatheterlabors

Indikationsgruppe Wirkstoff	Medikament	Anwendungsgebiet	Dosierung	Bemerkungen
Kortikoide • Prednisolon	Solu-Decortin 10/25/50/250/1000	anaphylaktischer Schock (nach primärer Adrenalingabe) bei Patienten mit einer anamnestisch gesicherten Prädisposition zu Histamin-bedingten Allergien und Intoleranzen als Prämedikation	1 Injektionsflasche mit Trockensubstanz 10/25/50/250 1000 mg + 1/5/10 mg Lösungsmittel	
Antiallergika • Clemastin	Tavegil	akute allergische Zustände, zur Prophylaxe von Kontrastmittelreaktionen allergisch bedingte Dermatosen, Juckreiz	1 Amp. = 5 ml = 2 mg	
• Dimetidin	Fenistil	bei Patienten mit einer anamnestisch gesicherten Prädisposition zu Histamin-bedingten Allergien und Intoleranzen als Prämedikation	1 Amp. = 4 ml = 4 mg	
Thrombozytenaggregationshemmer • Ticlopidin	Tiklyd	zur Hemmung der Thrombozytenaggregation, z. B. bei Stent-Implantation	1 Tbl. = 250 mg	
Fibrinolytika • Plasminogen human-Aktivator	Actilyse	akuter Herzinfarkt	1 Injektionsflasche enthält 20 mg/50 mg	**Vorsicht**, nicht bei nachgewiesenem Ulcus duodeni oder ventriculi während der letzten 3 Monate anwenden!
• Urokinase	Actosolv	zur Beseitigung von thrombotischen Verschlüssen venöser oder arterieller Gefäße, Lungenembolie, Herzinfarkt	1 Injektionsflasche enthält 25 000/100 000/600 000 I.E.	
• Streptokinase	Streptase	zur Beseitigung von thrombotischen Verschlüssen venöser oder arterieller Gefäße, Lungenembolie, Herzinfarkt	1 Injektionsflasche enthält 100 000/250 000/750 000/1 500 000 I.E.	

4 Vorbereitung

Indikationsgruppe Wirkstoff	Medikament	Anwendungsgebiet	Dosierung	Bemerkungen
Antikoagulantia • Heparin-Natrium	Heparin	Thrombo-Embolieprophylaxe im Rahmen der Behandlung von venösen und arteriellen Gefäßerkrankungen	1 Injektionsflasche enthält 1 ml = 10000 I. E.	
Hämostyptika/ Antihämorrhagika • Protaminsulfat	Protaminsulfat	Blutungen, die infolge einer Heparinüberdosierung entstanden sind	1 Amp. = 10 ml = 100 mg	1 ml inaktiviert 1000 I. E. Heparin! Heparinhalbwertszeit beachten. Protaminsulfat kann ein plötzliches Absinken des Blutdrucks, Bradykardie sowie Dyspnoe hervorrufen! Langsam injizieren, höchstens 5 ml in 10 min!
Infusionslösungen Infusionslösungskonzentrate • Kaliumchlorid	M-Kaliumchlorid-Lösung	Hypokaliämie	1000 ml enthalten 74,6 g Kaliumchlorid	Nur als Zusatz zu kaliumfreien Infusionslösungen zu verwenden!
	Elomel	kombinierte Mangelzustände von Kalium, Magnesium und Phosphat		
	isotonische Kochsalz-Lsg. 0,9%	plasmaisotonischer Flüssigkeitsersatz	50/100/500 ml	Nicht bei Hypokaliämie anwenden!
	HAES 6%/10%	kolloidales Volumenersatzmittel	500 ml	
	Glucose-Lsg. 5%/10%/20%	Basislösung für Elektrolytkonzentrate	50/500 ml	
	Longasteril 40 kochsalzhaltig	Therapie und Prophylaxe von Volumenmangel zur therapie bei Mikrozirkulationsstörungen	500 ml	
	Haemaccel 35	Volumenmangelschock, Blut- und Plasmaverlust		

5 Materialien

5.1 Führungskatheter

Eine wichtige Voraussetzung für die Dilatation ist die Auswahl des Führungskatheters.

Anforderungen
- Er muß gut steuerbar sein, um das Zielgefäß gut intubieren zu können. Für die verschiedenen Gefäße stehen zahlreiche Formen und Größen von Kathetern zur Verfügung (Abb. 70). Die gebräuchlichen Außenlumen variieren zwischen 6 und 9 French. Wichtig ist, daß der Katheter sich gut im Gefäß abstützt, um einen guten Push für den Ballonkatheter zu erreichen (Abb. 71 a, b).
- Eine weitere Voraussetzung ist ein größtmögliches Innenlumen für eine ausreichende Kontrastmitteldarstellung.

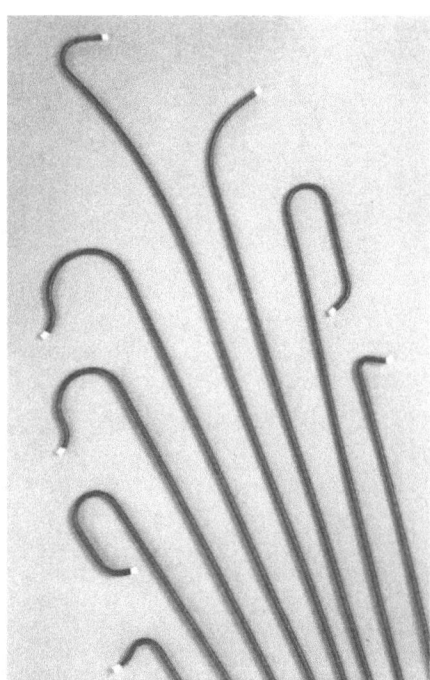

Abb. 70 Auswahl verschiedener Führungskatheter

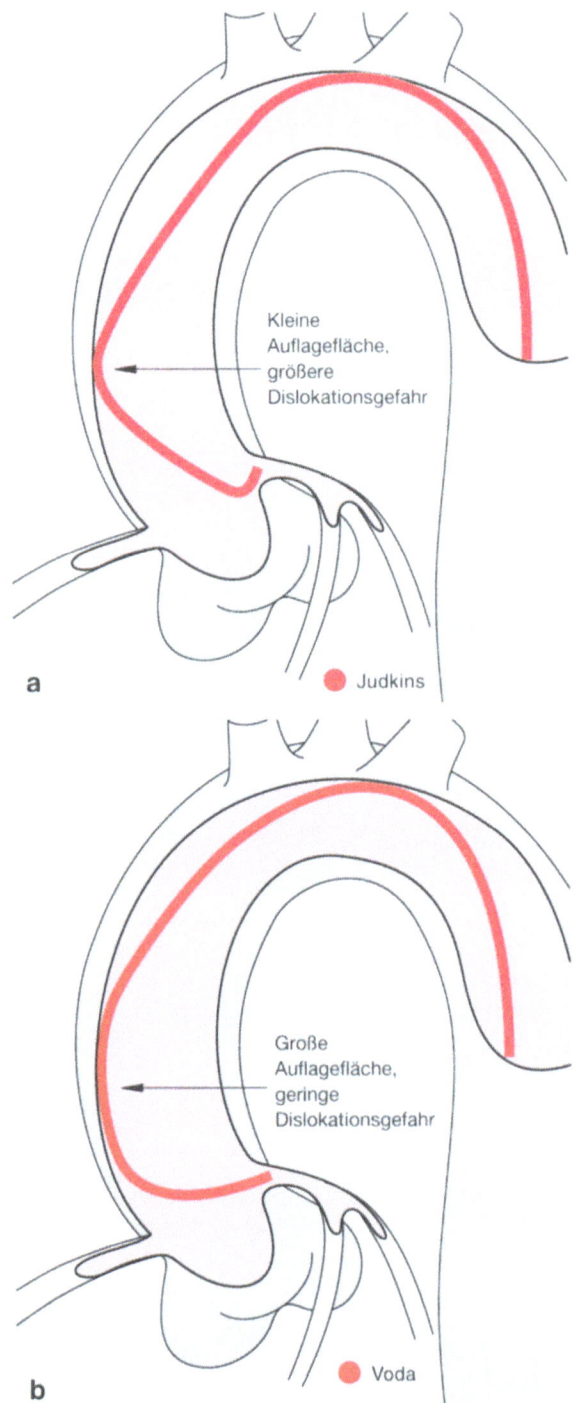

Abb. 71 **a** Lage des Führungskatheters – kein gutes Back-up. **b** Lage des Führungskatheters – gutes Back-up

• Ein glattes Innenlumen, eine glatte Außenwand, Tip-Marker und ein Soft-Tip gehören heute zum Standard. Die geschliffene Katheteroberfläche reduziert die Anlagerung von Thromben. Eine weiche, atraumatische Soft-Spitze senkt das Risiko von Gefäßabrasion und -dissektion. Ein Tip-Marker erhöht die Sichtbarkeit des Katheters. Bei Bedarf können auch Katheter mit Seitenlöchern eingesetzt werden.

Herkömmlicher Aufbau
Die PTCA-Führungskatheter bestehen aus drei Schichten:
1. Die Innenschicht besteht zumeist aus Teflon, dies begünstigt das Gleiten des Ballons im Katheter.
2. Darüber liegt eine Schicht aus gewobenem Edelstahldraht oder einer Kevlarfaser, diese Faser ist mehrfach stabiler als der Edelstahldraht, bleibt auch nach längeren Prozeduren formstabil und läßt sich im Gegensatz zu einem Edelstahldraht bis in die Katheterspitze hinein verarbeiten.
3. Die Außenschicht besteht aus Kunststoff. Verschiedene Materialien werden verwandt: Polyurethan, Pebax, Trilon etc.

Wesentlich ist, daß der Katheter form- und drehstabil ist, um eine gute Steuerung der Spitze bis ins Koronarostium zu gewährleisten.

5.2 Intrakoronare Führungsdrähte

Mit der Einführung des steuerbaren intrakoronaren Führungsdrahtes im Jahre 1982 durch Simpson wurde es möglich, Windungen und Verzweigungen des Koronarsystems gezielt aufzusuchen. Die Führungsdrähte besitzen eine verformbare Spitze, so daß der Dilateur die Möglichkeit hat, diese je nach Bedarf umzuformen.

Intrakoronare Führungsdrähte werden in verschiedenen Qualitäten, Stärken und Längen angeboten. Das Sortiment reicht von sehr flexiblen bis zu relativ steifen Drähten. Führungsdrähte sind mit vorgeformten oder geraden Spitzen erhältlich. Je nach Stenoselage und -konsistenz kann ein entsprechender Führungsdraht ausgesucht werden.

Die Führungsdrähte sind 175 cm und 300 cm lang. Für den 175 cm langen Draht steht ein Verlängerungsdraht von 122 cm zur Verfügung.

Wichtige Vorraussetzungen für intrakoronare Führungsdrähte sind gute Steuerbarkeit, Schubfestigkeit, Flexibilität, gute Gleitfähigkeit und Röntgendichte.

Ein spezieller intrakoronarer Führungsdraht zur Rekanalisation von vollständig verschlossenen Koronargefäßen ist der MAGNUM-MEIER-Draht. Er hat einen Durchmesser von 0,5 mm und eine olivenförmigen Spitze mit einem Durchmesser von ca. 1 mm. Der Draht besteht aus einem steifen Schaft aus Edelstahl und einem distalen Teil, welcher aus biegsamem, formbarem und vergoldetem Teflon-beschichtetem Wolframstahl gefertigt ist. Die verwendbare Länge beträgt 185 cm.

5.3 Verschiedene Dilatationssysteme

Der ursprüngliche Ballondilatationskatheter von Andreas Grüntzig verfügte über zwei Lumen. Am distalen Katheterende war der Ballon angebracht. Ein 5 mm langer feiner Draht war an der Spitze des Systems angebracht. Auf diese Art und Weise konnte der Katheter geführt werden, ohne Gefäßverletzungen hervorzurufen.

Durch die Einführung des steuerbaren Führungsdrahtes von Simpson wurde dieses System vom sogenannten „Over-the-wire-System" abgelöst.

5.3.1 Over-the-wire-System

Dieses System wird über den koronaren Führungsdraht gefädelt. Dem Draht folgend wird das System ins Koronargefäß vorgeschoben (Abb. 72).

Vorteil:
• Eine gute Schubfestigkeit durch die Schienung des Ballonkatheters über die gesamte Länge.

Nachteil:
• Wenn ein Wechsel auf einen anderen Ballon erforderlich wird, geht dies nur über einen Verlängerungsdraht; dies ist relativ zeitaufwendig.
• Der Kontrastmittelfluß ist abhängig von der Weite und dem Schaftquerschnitt des Dilatationskatheters. Durch den doppellumigen Schaft ist das verbleibende Lumen im Führungskatheter für die Kontrastmittelgabe sehr gering, der Kontrastmittelfluß mäßig bis unzureichend.

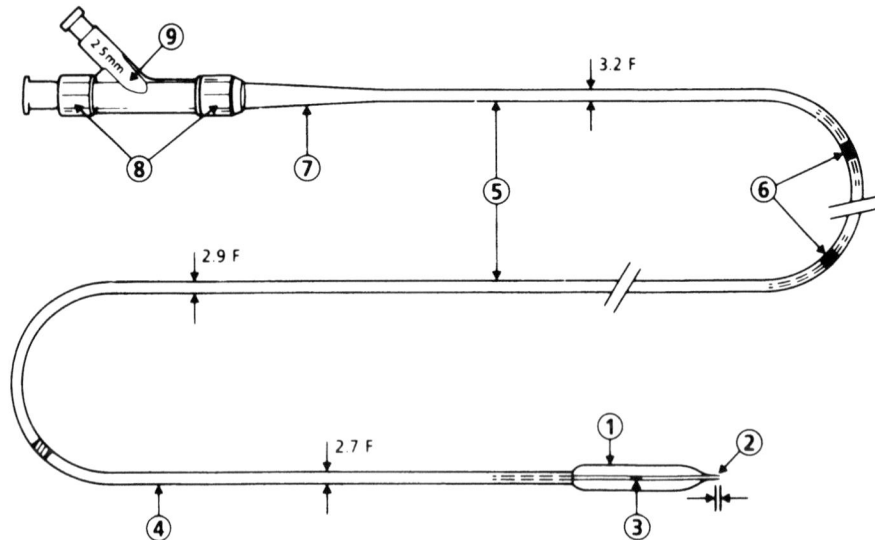

Abb. 72 Over-the-wire-System

5.3.2 Rapid-exchange-System

Der Draht wird nicht mehr über die volle Länge von 135 cm im Drahtlumen geführt, sondern das Drahtlumen hat je nach System eine Länge von 17–40 cm. Auf diese Weise kann der Dilatationskatheter am Führungsdraht wie an einer Gleitschiene vor- und zurückgeführt werden (Abb. 73).

Vorteile gegenüber dem Over-the-wire-System sind:
- Verbesserte Steuerbarkeit, da der Draht weitgehend frei von Reibungskräften bewegt und geführt werden kann.
- Die Reduktion des Schaftquerschnittes ermöglicht eine verbesserte Koronardarstellung.
- Ein sicherer und schnellerer Austausch von Ballon- oder Perfusionskathetern ist möglich.

5.3.3 Fixed-wire-System

Dies ist ein Spezialsystem für besondere Fälle, z. B. sehr weit distal gelegene Stenosen. Der Ballon ist direkt auf einen hohlen Draht („hypotube") montiert.

Vorteil:
- Gute Schubfestigkeit, sehr enge Stenosen lassen sich durch den geringen Katheterquerschnitt passieren.

Nachteil:
- Bei Rückzug des Ballonkatheters verbleibt kein koronarer Führungsdraht, der einen sicheren Zugang zum Gefäßlumen gewährleistet. Dies kann bei Dissektion oder Gefäßverschluß zu Komplikationen führen, da man erneut versuchen muß, die Stenose mit einem Führungsdraht zu passieren.

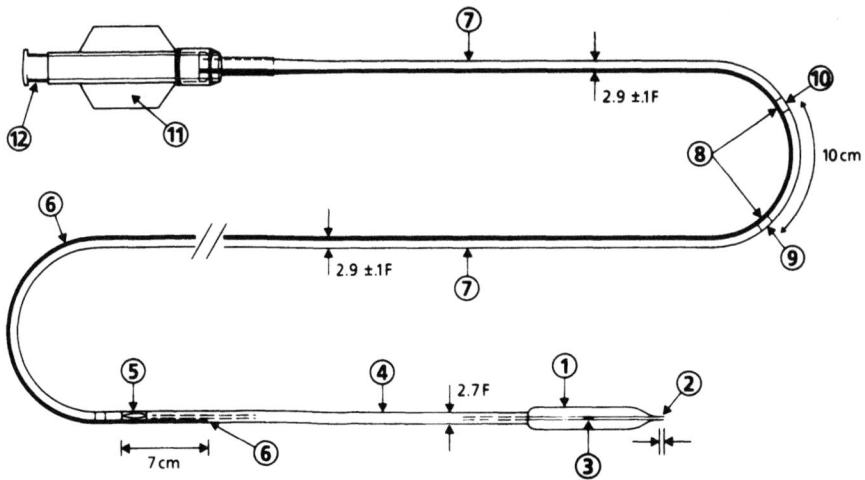

Abb. 73 Rapid-exchange-System

5.4 Ballonmaterialien

An einen Dilatationskatheter werden hohe Anforderungen gestellt: Schubfestigkeit, Gleitfähigkeit, Flexibilität, niedriges Schaft- und Ballonprofil, Röntgendichte sowie Röntgenmarker.

Die Ballonmaterialien werden ständig verbessert, um möglichst niedrige Ballonprofile zu erhalten. Ballonkatheter zur Koronardilatation sind in unterschiedlichen Längen (1–4 cm) sowie unterschiedlichem Durchmesser (1,5–5 mm) erhältlich. Vor Verwendung eines Ballonkatheters sollte man sich über seine Eigenschaften informieren. Dazu gehören Kenntnisse über den Nominaldruck und den Berstdruck. Jede Verpackungseinheit enthält eine Gebrauchsanweisung für den Ballonkatheter mit Angabe dieser Daten.

Jeder Ballonkatheter hat aufgrund seines Materials und seiner Konstruktion andere Eigenschaften. Es gibt Ballonmaterial, das sich nach mehrfacher Dilatation über den angegeben Ballondurchmesser ausdehnt, sog. Compliant-Balloons. Ballons aus PET (Polyethylenterephtalat) hingegen behalten bei zunehmendem Inflationsdruck den angegebenen Durchmesser und erhöhen nur den Innendruck, sog. Non-Compliant-Balloons (Abb. 74). Letztere sind vor allem für kalzifizierte Stenosen sehr gut geeignet.

In jedem Fall sollte man sich vor Gebrauch eines Dilatationskatheters genau über seine Eigenschaften informieren und die Hinweise bezüglich Indikation, Kontraindikation und möglicher Komplikationen sowie Warnungen und Vorsichtsmaßnahmen beachten.

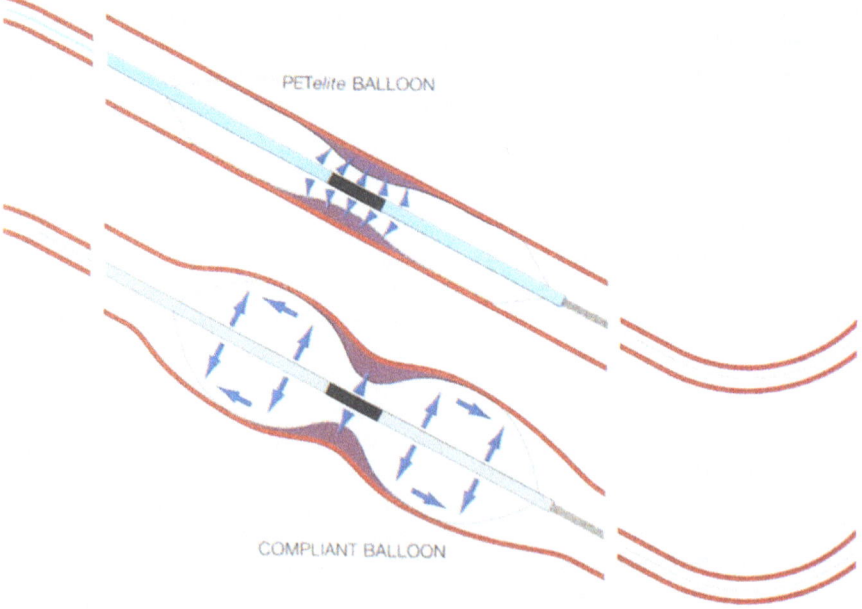

Abb. 74 Wirkungsweise verschiedener Ballonmaterialien

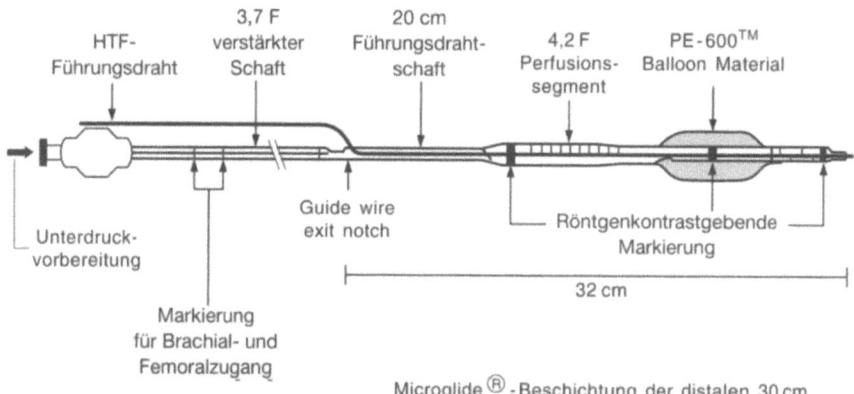

Abb. 75 Perfusionskatheter (RX Perfusion™), Schematischer Aufbau

5.5 Spezielle Dilatationskatheter

5.5.1 Perfusionskatheter

Während der Inflationsphase wird der distal hinter dem Ballon gelegene Gefäßabschnitt nicht mit Blut versorgt. Kurzfristig ist dies kein Problem und wird auch von den Patienten toleriert. Ist es aber erforderlich, eine Stenose oder einen dissezierten Bereich über einen längeren Zeitraum zu dilatieren, empfiehlt sich ein Perfusionskatheter. Dieser Katheter hat vor und hinter dem Ballon Seitenlöcher, die es ermöglichen, daß sauerstoffreiches Blut über den Zentralkanal in die Peripherie gelangen kann. Auf diese Art und Weise sind verlängerte Dilatationszeiten ohne Myokardischämie möglich (Abb. 75).

5.5.2 Koronar-Infusionskatheter

Neueste Entwicklungen sind Koronar-Infusionskatheter, die es ermöglichen, Medikamente an einer spezifischen Stelle im Koronargefäß abzugeben. Der hier als Beispiel angeführte Katheter „DISPATCH" wurde von der Firma Scimed entwickelt und ist ein On-the-wire-Katheter. Er besteht aus einer Ballonspirale, die um eine nichtporöse Polyurethanwand gewickelt ist. Die aufgedehnte Spirale bildet ein internes Lumen für den Blutstrom und eine Reihe von abgeschlossenen Kammern für Medikamente.

Die Medikamente werden durch den Infusionsanschluß im Verteiler verabreicht. Durch die Infusionsöffnungen im Schaft kommen sie in die Kammern zwischen den Windungen der Spirale. Sie gelangen an die Gefäßwand, werden aber durch die Spirale vom Blutstrom getrennt (Abb. 76).

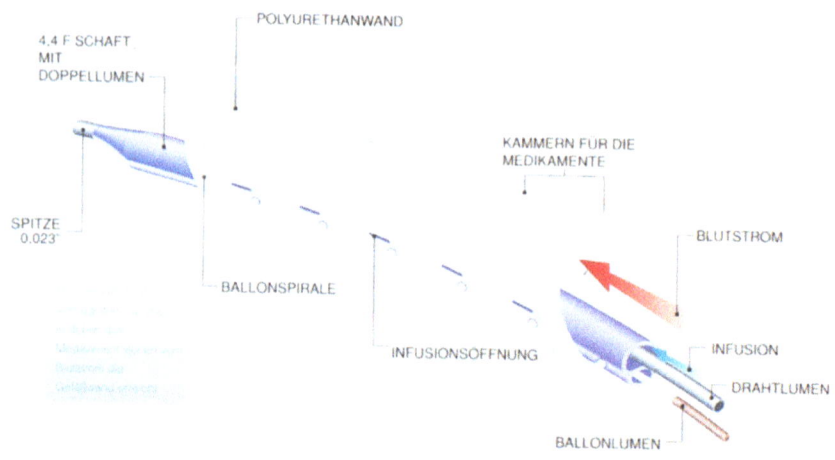

Abb. 76 Aufbau und Wirkungsweise eines Koronar-Infusionskatheters

5.6 Weiteres Zubehör

Es empfiehlt sich, für die benötigte Grundausstattung ein Dilatationsset nach eigenem Bedarf zusammenzustellen (Abb. 77, 78).

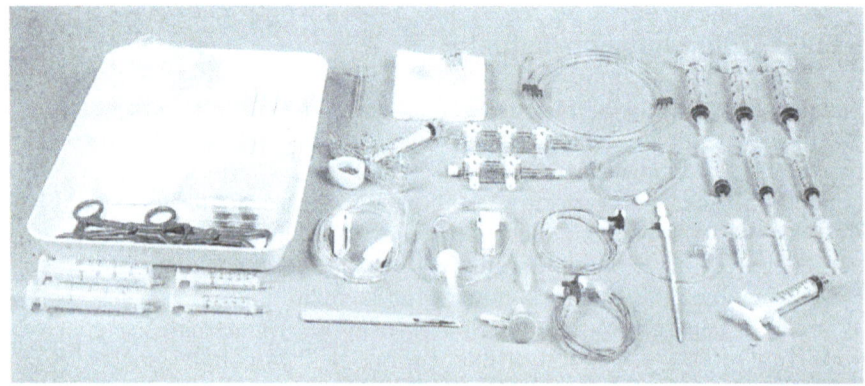

Abb. 77 Beispiel für ein Dilatationsset – Grundausstattung

5.6 Weiteres Zubehör   127

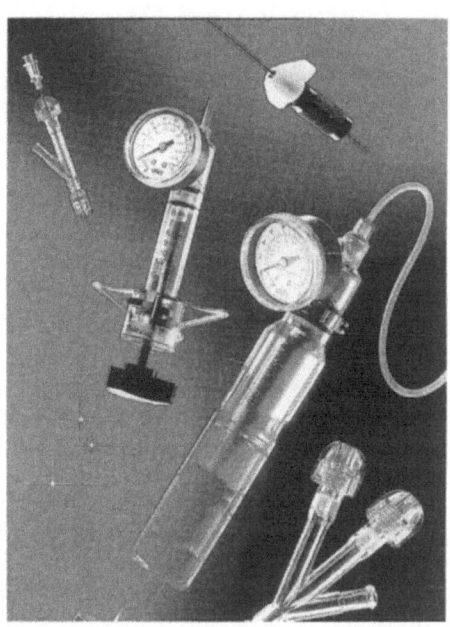

Abb. 78 Spezielles Zubehör:
Indeflator, Y-Konnektor

6 Technik und Durchführung

Die Vorgehensweise bei der PTCA ist zunächst die gleiche wie bei der Koronarangiographie.

- *Plazierung des Führungskatheters:*

Hierbei ist darauf zu achten, daß die Primärkurve des Katheters der Weite der Aorta angepaßt ist, um eine stabile Lage des Katheters während der Dilatation zu erhalten.

- *Applikation von Medikamenten:*

Trinitrosan intrakoronar zur Weitstellung des Gefäßes und dadurch bedingten Verlängerung der Ischämietoleranz während der Dilatation: je nach Blutdruck 0,2–0,4 mg; weitere Gaben im Verlauf der Untersuchung sind möglich.

Heparin (10000 IE–20000 IE) (Antikoagulantia), Aspisol (1 Amp. = 1 mg) intrakoronar oder intravenös. (Plättchenaggregationshemmer)

- *Überlagerungsfreie Darstellung der Stenose und ihre Fixierung:*

Die Stenose muß in horizontaler und lateraler Ebene überlagerungsfrei dargestellt und auf dem Monitor als Standbild fixiert werden.

- *Vorbereitung des Dilatationssystems:*

Der Indeflator wird luftfrei mit einer Mischung (1:1) aus physiologischer Kochsalzlösung und Kontrastmittel gefüllt (Abb. 79). Unter Beachtung der Gebrauchsanweisung wird der Ballonkatheter mit dem Indeflator verbunden und entlüftet.

Der Ballonkatheter wird auf den koronaren Führungsdraht aufgefädelt. Die Spitze des Drahtes wird entsprechend dem Gefäßverlauf vorgeformt, anschließend wird der Draht bis zum proximalen Ende des Ballonkatheters zurückgezogen.

Man kann den Draht auch, wie in der Gebrauchsanweisung der Dilatationskatheter beschrieben, mit Hilfe einer Einführungskanüle einbringen.

Der Y-Konnektor wird seitlich über einen Druckschlauch (70 cm) mit der Hahnbank verbunden und unter Spülung luftblasenfrei über den Luer-Lok-Adapter an den Führungskatheter angeschlossen.

- *Einführen des Dilatationssystems:*

Das Dilatationssystem wird über den Y-Konnektor bis zu Ostium vorgeschoben. Der Einführungskanal des Y-Konnektors ist mit einem hämostatischen Ventil verschlossen, das eine notwendige Bewegung des Drahtes zuläßt, ein

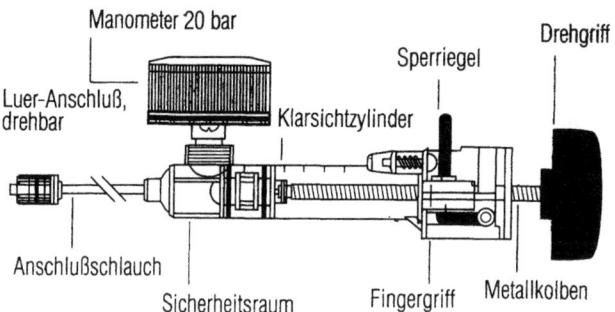

Abb. 79 Aufbau eines Indeflators

Rückbluten aber verhindert. Der koronare Führungsdraht wird nun unter Durchleuchtung bis in die Peripherie des stenosierten Gefäßes vorgeschoben. Dies muß sehr vorsichtig und darf niemals mit Gewalt geschehen. Als Steuerungshilfe für den Führungsdraht dient der Torquer, er wird über das distale Ende des Drahtes geschoben und fixiert. Der Ballonkatheter kann nun vorsichtig, ebenfalls unter Durchleuchtung, bis in die Stenose vorgeführt werden.

- *Inflation:*

Wenn durch Kontrollaufnahmen mit Kontrastmittel die richtige Lage des Ballonkatheters gesichert ist (Ballonkatheter haben eine röntgendichte Markierung), kann die Inflation erfolgen. In der Regel erfolgt eine langsame Drucksteigerung bis zur völligen Entfaltung des Ballons. Inflationsdruck und -zeit werden registriert, der entfaltete Ballon wird angiographisch dokumentiert.

Die Inflationszeit ist abhängig von den anginösen Beschwerden des Patienten bzw. den EKG-Veränderungen.

- *Deflation:*

Die Deflation des Ballons erfolgt wieder unter Röntgenkontrolle. Anginöse Beschwerden sowie ST-Hebungen müßten nun rückläufig sein.

- *Angiographische Kontrolle nach Dilatation:*

Es folgt eine angiographische Kontrolle. Ihr Ergebnis entscheidet über das weitere Vorgehen. Weitere Dilatationen, eventuell mit höherem Inflationsdruck, sind möglich. Wesentlich ist, daß wieder ein guter Fluß im poststenotischen Bereich nachweisbar ist und die Stenose unter 50% beträgt.

- *Rückzug des Dilatationssystems:*

Ist ein positives Ergebnis auch nach ca. 5 Minuten noch gegeben, erfolgt der Rückzug von Ballonkatheter und Führungsdraht, und es wird eine abschließende Filmaufnahme gefertigt.

- *Extubation des Führungskatheters:*

War die PTCA erfolgreich, kann der Führungskatheter extubiert werden.

Die arterielle und evtl. auch venöse Schleuse wird noch für ca. 3–4 Stunden belassen, dies ist erforderlich, weil die Gerinnung durch die Heparinisierung stark herabgesetzt ist. Ist der Patient nach dieser Zeit beschwerdefrei, können die Schleusen entfernt und ein Druckverband für weitere 6–8 Stunden angelegt werden. Der Patient erhält über ca. 12 Stunden Bettruhe.

Die Schleusen müssen belassen und der Patient überwacht werden, wenn:
▶ der Patient weiter heparinisiert werden muß (z. B. wegen intrakoronarer Thromben)
▶ EKG-Veränderungen bestehen
▶ starke anginöse Beschwerden vorhanden sind
▶ eine ausgedehnte Dissektion entstanden ist
▶ eine hämodynamisch relevante Reststenose besteht.

Auf diese Art und Weise ist es möglich, bei akuter Verschlechterung kurzfristig eine Kontrollangiographie und ggf. eine weitere Dilatation durchzuführen.

Bei normalem Verlauf kann nach 2–5 Tagen ein Belastungs-EKG durchgeführt werden. Eine Kontrollangiographie empfiehlt sich nach ca. 6 Monaten, um eine mögliche Restenosierung frühzeitig zu erkennen.

Praktische Hinweise für das Vorgehen

Wahl des Führungskatheters 7 oder 8 French:
▶ bei normalem Gefäßverlauf:
Judkins re./li. 4 cm
▶ bei kleinerem oder größerem Artenbogen:
Judkins re./li. 3,5–6 cm zur Auswahl, sowie Amplatz re. I–II/li. I–IV
▶ bei Gefäßanomalien oder untypischen Gefäßabgängen:
hier stehen zahlreiche Konfigurationen zur Verfügung
▶ bei Okklusion des Gefäßes durch den Führungskatheter/gedämpfte Druckkurve:
Judkins bzw. Amplatz mit Seitenlöchern
▶ bei Bypass-Stenosen:
Judkins re. oder spezielle Bypass-Katheter (RCB, LCB)
▶ bei Stenose der A. mammaria interna
A.-mammaria-Katheter

Berechnung der Ballongröße/-länge:
▶ Ballongröße (1,5–5 mm, auch Viertelgrößen sind erhältlich):
sollte sich möglichst genau nach dem Gefäßdurchmesser und nach der Konfiguration der Stenose richten, bei stark geschlängelten Stenosen sollte der Ballondurchmesser unterhalb des Gefäßkalibers liegen;
bei Bypass- Stenosen kann der Ballondurchmesser maximal 10% größer sein als der Durchmesser des Bypasses;
eine Stenose im distalen Anastomosebereich muß mit einem dem Gefäßumfang der Koronararterie angepaßten Ballon dilatiert werden

▶ Ballonlänge (1–4 cm):
richtet sich nach der Stenoselänge, kurz hintereinandergeschaltete Tandem-Stenosen können mit einem langen Ballon dilatiert werden, dadurch vermindert sich das Dissektionsrisiko

Bei Patienten, bei denen aufgrund hochgradiger EKG-Veränderungen bzw. Auftreten pektanginöser Beschwerden keine ausreichenden Inflationszeiten erreicht werden können empfiehlt sich der Wechsel auf einen Perfusionskatheter.

Bei Bifurkationsstenosen (Stenose in einem Hauptast und Abgangsstenose in einem Seitenast) kann die Doppeldrahttechnik angewandt werden. Hierzu benötigt man:
▶ 1 doppellumigen Y-Konnektor (Abb. 80)
▶ 2 Koronardrähte
▶ 2 Ballonkatheter (z. B. 3-mm-Ballon für den Hauptast, 2,5-mm-Ballon für den Seitenast).

Der erste Draht wird wie gewohnt vorbereitet, der Ballonkatheter aufgefädelt und über den Y-Konnektor in den Hauptast vorgeführt, der zweite Draht wird durch das zweite Lumen des Y-Konnektors in den Seitenast gelegt.

Zunächst erfolgt die Dilatation der Stenose im Hauptgefäß. Nach erfolgreicher Aufdehnung wird der Ballonkatheter entfernt und zumeist ein Ballon mit kleinerem Durchmesser über den zweiten Draht in die Abgangsstenose des Seitenastes vorgeführt.

Es ist auch möglich, zwei Ballons gleichzeitig in die Stenosen zu legen und aufzudehnen (Kissing Ballon-Technik, Abb. 81 a, b). Dieses Vorgehen vermeidet das Risiko eines Verschlusses des Seitenastes.

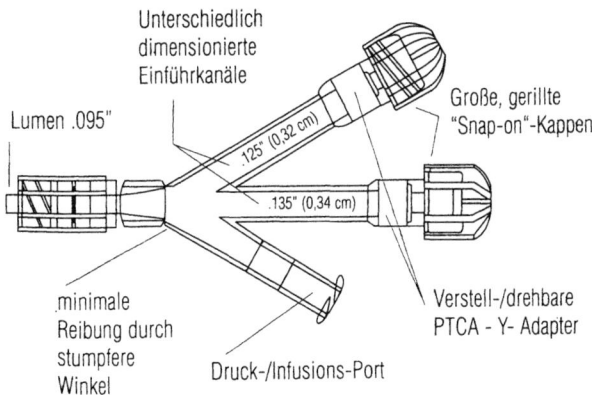

Abb. 80 Doppellumiger Y-Konnektor für Doppeldrahttechnik

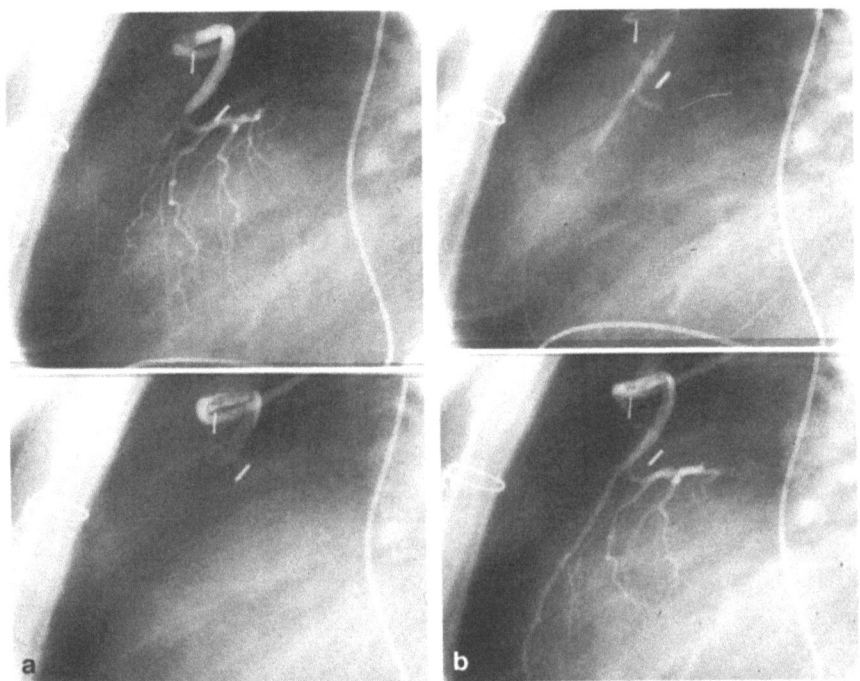

Abb. 81 a, b Kissing-Ballon-Technik

Bei Mehrgefäßerkrankungen empfiehlt sich folgendes Vorgehen:
Priorität hat
▶ die Stenose, die bei dem Patienten nachweislich die Beschwerden verursacht
▶ eine sehr komplexe Stenose, z. B. Bifurkationsstenose
▶ die Stenose, die den größten Myokardbezirk versorg
▶ die Stenose, die sich als technisch sehr schwierig darstellt
▶ bei Verschluß eines Gefäßes sollte dieses vorrangig rekanalisiert werden, um mit möglichst niedrigem Risiko die weiteren Stenosen behandeln zu können.

Wenn die Dilatation der aktuellen Stenose nicht gelingt, muß über eine evtl. Bypass-OP gesprochen werden.

Häufig können mehrere Stenosen in einer Sitzung behandelt werden. Bestehen aber Bedenken über den Erfolg der ersten PTCA, sollte man die weiteren Stenosen am Folgetag dilatieren.

Liegen in einem Gefäßabschnitt *mehrere Stenosen hintereinander* vor, kann man bei kurz hintereinandergeschalteten Stenosen einen langen Ballon benutzen; wenn die Stenosen weiter auseinander liegen, muß man zunächst mit der Dilatation der distalen Stenose beginnen.

Liegt ein *akuter Gefäßverschluß* vor, muß die Ursache durch eine Angiographie abgeklärt werden.

Bei einem *Koronarspasmus* können Gaben von Nitroglyzerin oder Adalat intrakoronar die Okklusion beseitigen, evtl. muß eine erneute Dilatation erfolgen.

Bei einem Verschluß durch Thromben kann man eine intrakoronare Lyse mit Thrombolytika verabreichen.

Bei einer *Dissektion* kann man versuchen, die Dissektionsmembran durch Dilatation mit niedrigem Druck über eine längere Zeit wieder anzulegen. Gelingt dies nicht, hat man bei entsprechendem Gefäßdurchmesser die Möglichkeit, einen Stent zu implantieren. Ist auch eine Stentimplantation nicht möglich, muß man versuchen, mit Hilfe eines Perfusionskatheters die Koronarperfusion bis zur notfallmäßigen Bypass-OP herzustellen.

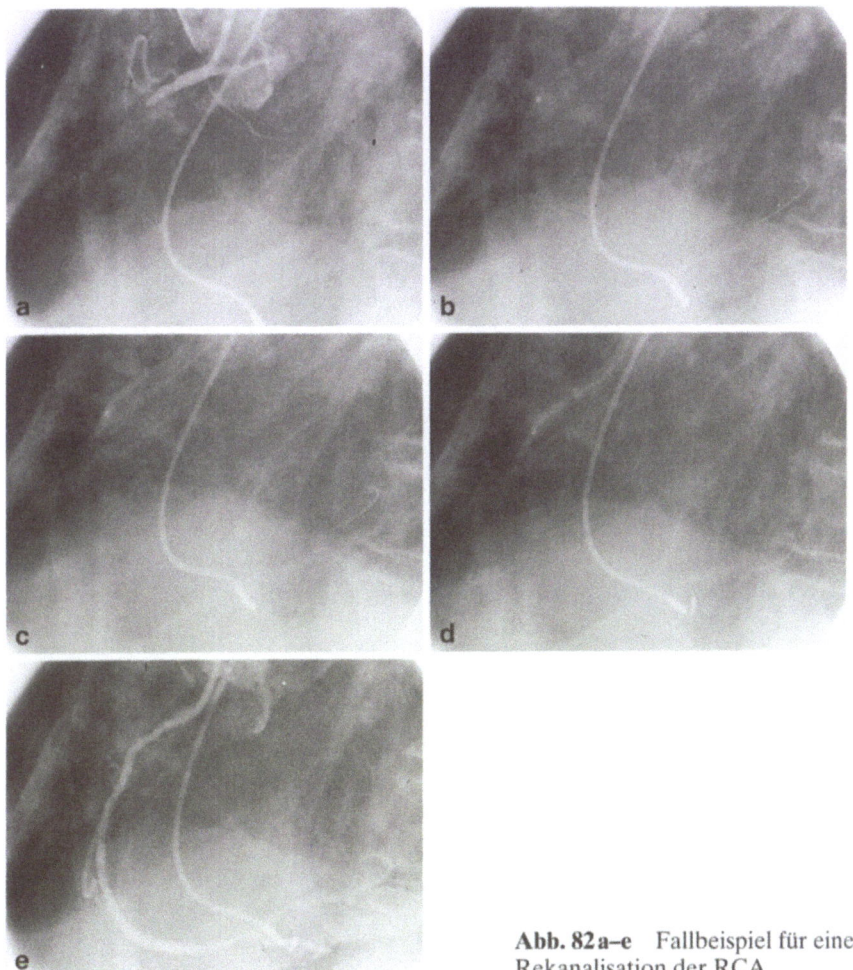

Abb. 82a–e Fallbeispiel für eine Rekanalisation der RCA

Liegt ein *Gefäßverschluß längere Zeit* zurück, muß durch eine Myokardszintigraphie geklärt werden, ob noch vitales Myokard vorhanden ist. Die Rekanalisation kann zunächst mit einem High torque floppy (Führungsdraht mit weicher, flexibler Spitze), bei Bedarf aber auch mit steiferen Drähten wie Intermediate oder Standard erfolgen. In schwierigen Fällen kann man einen Rekanalisationsversuch auch mit dem speziellen Magnum-Meier-Draht vornehmen. Nach erfolgreicher Passage wird das Gefäß angiographisch dargestellt und die Stenose dilatiert (Abb. 82 a–e).

7 Komplikationen

7.1 Komplikationen im Bereich der Koronararterien

Koronarspasmus. Ein Spasmus der Koronararterie kann durch einen mechanischen Reiz während der Untersuchung auftreten.

Zunächst sollte die Lage des Führungskatheters kontrolliert werden, gelegentlich läßt sich ein Spasmus durch leichtes Zurückziehen des Katheters aus dem Ostium bereits korrigieren.

Handelt es sich jedoch um einen anhaltenden Spasmus, ist die Gabe von Nifedipin und Nitroglycerin angezeigt. Nifedipin, ein Calciumantagonist, wirkt hemmend auf die Kontraktionsfähigkeit der glatten Muskelzellen. Nitroglycerin wirkt als Vasodilatator gefäßweitstellend.

Dissektion, Okklusion. Bei der PTCA kann es durch die Aufdehnung zu leichten Einrissen in der Intima kommen. In einigen Fällen hat dies zur Folge, daß Wandanteile in das Gefäßlumen gedrückt werden. Dieser sog. Intima-Flap kann das Gefäß komplett verschließen. Hier hilft nur der Versuch einer sofortigen Rekanalisation und erneuten Dilatation. Eventuell weiterführende Maßnahmen sind im vorigen Kapitel beschrieben.

Rhythmusstörungen. Vagale Reaktionen, ventrikuläre Extrasystolen oder plötzliches Kammerflimmern sind mögliche und nicht selten auftretende Rhythmusstörungen, die bei Koronarangiographie wie bei PTCA auftreten können. Durch die mechanische Manipulation oder durch länger andauernde Inflationszeit können Rhythmusstörungen hervorgerufen werden. Nicht selten werden nach erfolgreicher Dilatation oder Rekanalisation sog. Reperfusionsarrhythmien beobachtet.

Zur Behandlung schwerwiegender Rhythmusstörungen stehen zahlreiche Antiarrhythmika zur Verfügung. Eventuell ist auch der Einsatz eines externen Herzschrittmachers oder des Defibrillators angezeigt.

Infarkt, Embolie. Patienten mit instabiler Angina pectoris sind besonders gefährdet, da es sich häufig um frisch rupturierte Plaques mit erhöhter Neigung zur Thrombusbildung in den Koronararterien handelt.

Längeres Verweilen des Führungskatheters kann unter Umständen zu einer Thrombusbildung führen. Durch das Kontrastmittel oder das Vorführen des Ballonkatheters kann dieser Thrombus in die Koronararterien gespült werden.

Eine ausreichende Heparinisierung während der Untersuchung verringert dieses Risiko.

7.2 Komplikationen im Bereich der Punktionsstelle

Die verschiedentlich auftretenden Komplikationen sind:
▶ das Leistenhämatom
▶ eine arterielle oder venöse Thrombose
▶ eine arteriovenöse Fistel
▶ die Ausbildung eines Aneurysmas.

Die herabgesetzte Gerinnung der Patienten mit koronarer Herzkrankheit durch die Einnahme von Acetylsalicylsäure (Aspirin) ist eine mögliche Ursache für die genannten Komplikationen, eine falsche Punktionstechnik oder eine unzureichende Kompression nach Entfernung der Schleuse eine weitere.

IV Alternative Techniken

1 Thrombolyse

Hauptursache des akuten Herzinfarktes ist in der Regel ein thrombotischer Verschluß einer Kranzarterie. Das therapeutische Ziel einer Thrombolyse ist die möglichst rasche Auflösung des Thrombus, damit eine Durchblutung des Myokardbezirks wiederhergestellt wird. Je frühzeitiger dieses erreicht werden kann, desto geringer das Infarktausmaß, um so besser die Auswirkung auf Ventrikelfunktion und Mortalität.

Der Wirkungsmechanismus beruht auf der Aktivierung von inaktivem Plasminogen zu aktivem Plasmin, welches wiederum Fibrin angreift und aufspaltet: Die thrombolytischen Substanzen bewirken auf direkte und indirekte Weise die Umwandlung von Plasminogen zu Plasmin. Plasmin ist in der Lage, Fibrin anzugreifen und protolytisch aufzuspalten. Ziel des Angriffs ist der fibrinstabilisierte Kern des Thombus.

Direkte Plasminogen-Aktivatoren
- ▶ Anistreplase   (APSAC = Anisoyl-Plasminogen-Streptokinase-Activator-Komplex)
- ▶ Alteplase   (r-tPA = recombinant tissue plasminogen activator)
- ▶ Urokinase   (körpereigener Plasminogen-Aktivator)

Indirekter Plasminogen-Aktivator
- ▶ Streptokinase

Medikamentenbeispiele
- ▶ Streptokinase
  - Kabikinase
  - Streptase
- ▶ APSAC
  - Eminase
- ▶ r-tPA
  - Actilyse
- ▶ Urokinase
  - Abokinase
  - Actosolv
  - Alphakinase
  - Rheothromb
  - Ukidan

1.1 Indikationen

Immer:
▶ wenn typische Infarktsymptome bestehen, eine ST-Hebung oder ein Linksschenkelblock und eine Prähospitalzeit < 6 Std. ohne Kontraindikation vorliegen

Dennoch:
▶ bei einem großen Infarkt (7–12 Std.) und schwacher Kontraindikation
▶ bei einem stotternden Infarkt (13–24 Std.) und persistierender Angina
▶ wenn das Alter > 70 Jahre beträgt (das biologische Alter berücksichtigen!)
▶ bei Hypertonusanamnese

1.2 Kontraindikationen

Schwache:
▶ unter Reanimationsbedingungen

Starke:
▶ nach erfolgten i.m.-Spritzen
▶ aktive gastrointestinale/urogenitale Blutungen
▶ florides Ulcus ventriculi/duodeni
▶ Schädeltrauma/Apoplex < 3 Monaten
▶ Organ-/Liquorpunktion, ZVK < 10 Tagen
▶ hämorrhagische Diathese (Blutungsneigung), Marcumar-Einnahme
▶ Aortenaneurysma
▶ Metastasen, maligne Erkrankungen
▶ Colitis ulcerosa
▶ Pankreatitis
▶ diabetische Retinopathie
▶ Gravidität

Gilt nur für eine Lyse mit Streptokinase und APSAC:
▶ Streptokokkeninfekte vor < 3 Monaten
▶ Behandlung mit Streptokinase oder APSAC vor < 3 Monaten

Keine Lyse:
▶ bei kleinem Infarkt und schwacher Kontraindikation
▶ Prähospitalzeit > 24 Std.

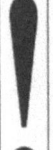

> - Es sind alle Zustände mit einem erhöhten Risiko einer spontanen Blutung zu vermeiden! Dies gilt insbesondere, wenn eine lokale Blutstillung schwierig wäre (Beispiel: Punktion der V. subclavia. Deshalb bei infarktverdächtigen Patienten keinen Subclavia-Katheter legen!).
> - Zugänge über die Ellenbeuge, externe V. jugularis oder V. femoralis.
> - Gut fixieren, um ein Abknicken oder Herausrutschen zu vermeiden!

1.3 Beurteilungskriterien

Als Beurteilungskriterium fibrinolytischer Substanzen gilt in erster Linie die Durchgängigkeitsrate (Patency-rate) des Infarktgefäßes.

Weitere Beurteilungskriterien sind:
▶ Ventrikelfunktion
▶ Mortalitätsrate
▶ Abnahme der Angina-pectoris-Beschwerden
▶ ST-Streckennormalisierung
▶ Auftreten einer Reperfusionsarrhythmie
▶ Anstieg der herzspezifischen Muskelenzyme (der Anstieg erreicht früher sein Maximum).

Der heutige Standard in der Thromolysetherapie sieht eine Gabe von r-tPA bis zu einer Gesamtdosis von 100 mg in Verbindung mit Acetylsalicylsäure und einer Volldosis Heparinisierung vor.

Patienten im kardiogenen Schock sollten jedoch einer Akut-PTCA zugeführt werden.

Übliche Dosierungsschemata von Thrombolytika bei akutem Myokardinfarkt und wichtige klinische Eigenschaften relevanter Plasminogenaktivatoren sind (nach C. Bode et al.):

1.3 Beurteilungskriterien

	Strepto-kinase	Uro-kinase	APSAC	r-tPA	Prouro-kinase	r-PA
Dosis	1,5 Mio U	3 Mio U	30 U	100 mg	80 mg	10+10 MU
Infusions-Dauer	30–60 min	90 min	1 × Bolus	90 min	60 min	2 × Bolus
Erfahrung	+ + + +	+	+ +	+ + +	+	+
Patency (%)	50–60	55–65	55–70	80–90	65–75	80–90
Nachgew.: Mortalitäts-senkung	ja	nein	ja	ja	nein	nein
Allergen	ja	nein	ja	nein	nein	nein
Fibrinspezifität	nein	nein	nein	mäßig	mäßig	mäßig
Blutungsrisiko	+ +	+ +	+ +	+ +	+ +	+?
Kosten	+	+ +	+ +	+ + +	?	?

2 Rotablation

2.1 Das System

Die *p*erkutane *t*ransluminale *c*oronare *R*otablations-*A*therektomie (=PT-CRA = Rotablation) wurde 1989 eingeführt.

Rotablator® ist ein eingetragenes Warenzeichen von Heart Technology, Inc., ebenso wireClip®. Das System arbeitet mit einer diamantbeschichteten Hochgeschwindigkeitsfräse, die in der Lage ist, okklusives Material abzutragen, um so die Lumendurchgängigkeit wiederherzustellen (Abb. 83). Ein sog. differenziertes Schneiden ist möglich, da weiches Gewebe ausweichen und somit nicht verletzt werden kann (Abb. 84).

Das gesamte Rotablationssystem besteht aus sieben Hauptbauelementen:

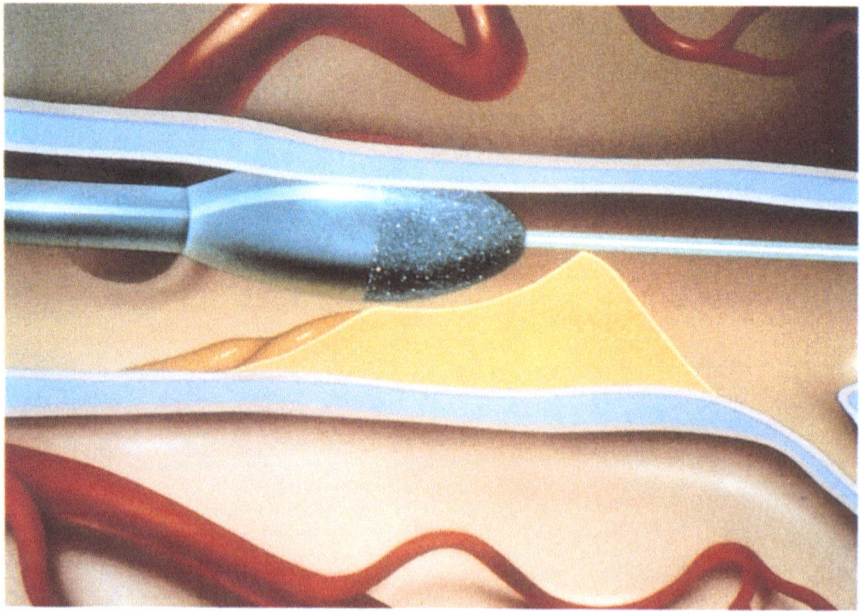

Abb. 83 Arbeitsweise der Hochgeschwindigkeitsfräse

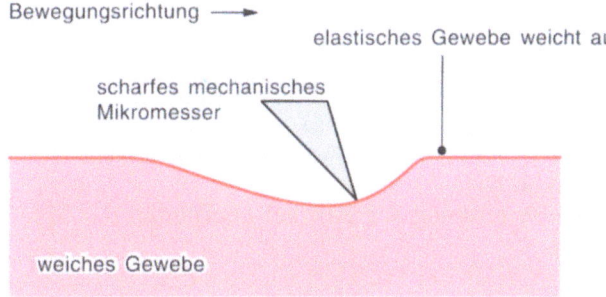

A) Weiches Gewebe ist in der Lage auszuweichen

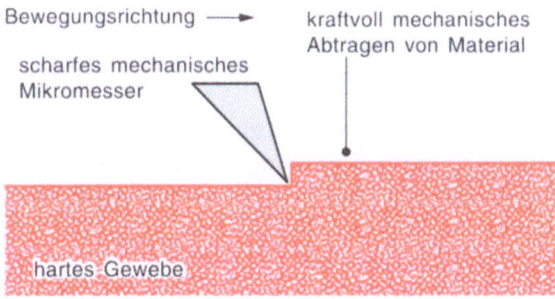

B) Hartes Gewebe kann nicht ausweichen

Abb. 84 Prinzip des differenzierten Schneidens

Führungsdrähte und Spitzen

- Durchmesser: Schaft 009″, Spitze 014–017″; Länge 3,10m.
- Typ A = gefederte Spitze und eine Sicherheitsader (härtere, kürzere Spitze!).
- Typ C = das distale Ende läuft konisch zu und geht in eine flexible, verformbare Platinfeder ohne Sicherheitsader über (weichere, längere Spitze!).
- Die Spitzen sind atraumatisch und röntgendicht.
- Der Drahtschaft besteht aus geschliffenem rostfreiem, unbeschichtetem Edelstahl.
(Vorsicht, die Drahtspitze sollte nicht gezogen oder geknickt werden. Der Draht sollte beim Positionieren immer gestreckt sein und nicht in der Verpackungsschnecke bleiben.)
- Der wireClip-Drehgriff dient zur Steuerung des Drahtes.

Fräse und Spiralantriebswelle

• Die Fräse besteht aus einem olivenförmigen, an der Vorderseite mit feinen Diamantpartikeln beschichteten Körper.
• Durch Hochgeschwindigkeits-Rotation wird das okklusive Gewebe in Form feiner Partikel (95% <5 μm) abgetragen und nach distal abtransportiert (Abb. 85).
• Die Beseitigung der Partikel übernimmt das Monozyten-Makrophagensystem.
• Der Antrieb der Fräse erfolgt über den Antrieb einer flexiblen Spiralwelle mit einem Lumen für den Führungsdraht.
• Die optimale Geschwindigkeit während der Hochfrequent-Rotation liegt bei 180000 Upm.

Antriebswellen-Hülle

• Die Hülle hat einen Durchmesser von 1,4 mm und ist an der Spitze abgeschrägt, um eine schonende Passage in den Koronararterien zu gewährleisten.
• Die Hülle fungiert als Kanal zur Führung des Spiralantriebs von der Eintrittsstelle zur Läsion, schützt das Arteriengewebe vor der rotierenden Antriebswelle und ermöglicht die Druckspülung mit Kochsalzlösung zur Kühlung und Schmierung des Antriebs.

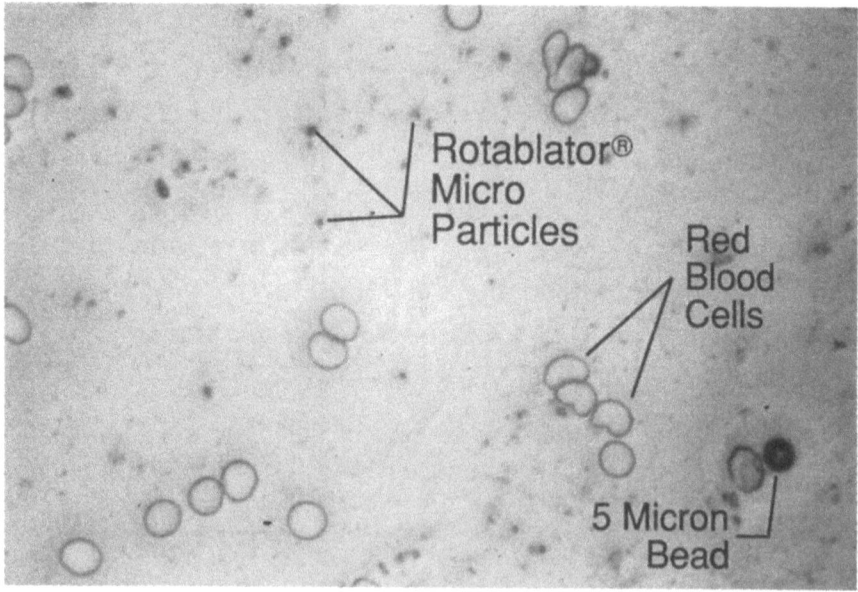

Abb. 85 Mikroskopische Darstellung der Mikropartikel. Rotablator Micro Particles = Rotablator Mikropartikel; Red Blood Cells = rote Blutkörperchen; 5 Micron Bead = 5 μ Kugel

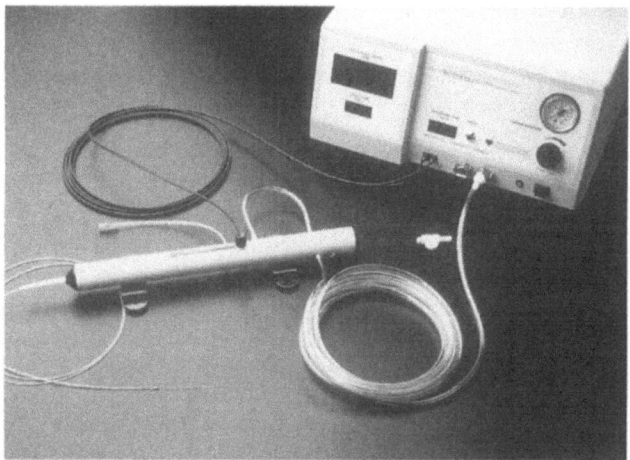

Abb. 86 Rotablator-Katheter

Rotablator-Katheter (Abb. 86)

• Er dient als Stütze für die Druckluftturbine und als Steuerung des Fräsenvorschubs.
• Eine Bremse im Apparatgehäuse sichert bei rotierender Fräse den Führungsdraht, damit dieser sich nicht dreht oder verrutscht.
• Die Führungsdrahtspitze und die Fräse können unabhängig voneinander über den wireClip bzw. den Fräsenbedienknopf gesteuert werden.
• Die Rotation mit den erforderlichen Drehzahlen wird mit Hilfe von Druckgas erzeugt. Die Gaszufuhr erfolgt über eine Gasleitung, die mit der Steuerkonsole verbunden wird (Turbinen-Pneumatik-Anschluß).
• Zwei weitere Leitungen befinden sich am Rotablator:
Ein Glasfaseroptik-Drehzahlmesserkabel und eine Leitung für Kochsalzlösung.

Steuerkonsole

Sie dient der Überwachung und Steuerung der Drehzahl der Fräse und zeigt die Leistungsdaten an.

Auf der Frontseite befinden sich:

Ein/Aus-Schalter
Schalter leuchtet bei eingeschalteter Netzspannung grün auf.

Faseroptik-Anschluß
Diese zwei Buchsen sind für den Stecker des Glasfaseroptik-Drehzahlmesserkabels vorgesehen. Das Kabel überträgt Lichtimpulse, mit deren Hilfe die RC-5000-Rotablator-Konsole die Drehzahl der Gasturbine und Fräse bestimmt.

Turbinen-Pneumatik-Anschluß
Über diesen Gasleitungsanschluß wird der Rotablator mit gefiltertem, geregeltem Druckgas versorgt. Die Zufuhr wird über die Betätigung eines Fußpedals geregelt.

Einstellknopf (Drehzahl) für den Turbinendruck
Dieser Knopf regelt die Einstellung des Gasdrucks zur Turbine und somit die Drehzahleinstellung. Einen höheren Turbinendruck erreicht man durch Drehen des Knopfes im Uhrzeigersinn = höhere Drehzahl.
Eine Verringerung des Turbinendrucks erreicht man durch Drehen des Knopfes gegen den Uhrzeigersinn = niedrigere Drehzahl.
Bei angeschlossenem Katheter und bei Betätigung des Fußpedals erscheint die Drehzahl auf der Anzeige der Frontplatte.

Turbinendruckmesser
Die Anzeige zeigt den Druck des an die Gasturbine des Rotablators gelieferten Druckgases an.
Je höher der Gasdruck, desto höher die Drehzahl!
Der Druck während des Normalbetriebs sollte 6,5–7,5 bar betragen!

Drehzahlanzeige (Drehzahlmesser)
Zeigt die Drehzahl der Gasturbine und der Fräse (Upm) an.

Stopplicht
Direkt unterhalb der Drehzahlanzeige ist ein Stopplicht, welches nur bei Aktivierung sichtbar wird.
Es leuchtet „Stopp" auf, wenn:
▶ die Drehzahl des Rotablators® länger als 0,5 Sekunden auf unter 15000 Upm absinkt,
▶ bei falschem Anschluß der Glasfaseroptik
▶ bei übermäßiger mechanischer Belastung.
In allen Fällen führt dies zur Unterbrechung der Druckgaszufuhr.

Intervallzeitzähler
Zeichnet auf, wie lange das Fußpedal bei rotierender Druckgasturbine und Fräse gleichbleibend niedergehalten worden ist.
Bei Freigabe des Fußpedals wird die letzte Intervallzeit angezeigt.
Bei Neustart geht der Zähler in Null-Stellung zurück.

Anzeige für die Gesamtlaufzeit
Diese Anzeige gibt die Summe der Intervallzeiten an.

Rückstellungstaste
Bei Betätigung dieser Taste werden Intervall- und Gesamtlaufzeit auf Null zurückgestellt.

Auf der Rückseite befinden sich:

Netzkabel

Sicherungen

Potentialausgleichsanschluß

Druckgaseinlaß
Dies ist der Anschluß für die Versorgungsleitung mit der Druckgasquelle. Der Druck muß stets zwischen 6,5 und 7,5 bar betragen, die Mindestdurchsatzkapazität 140 l/min.
Der Druck wird von der RC-5000-Rotablator-Konsole auf die Betriebsgrenzen verringert. Ein internes Überdruckventil schützt gegen Überdruck.

Fußpedalanschluß
Steckkontakt für das Kabel zum Fußpedal.

Fußpedal

- Das Pedal ist für die Ein/Aus-Steuerung der Gasturbine des Rotablators nötig.
- Das Fußpedal hat ein Ventil, welches bei Freigabe des Pedals das im Fußpedalschlauch befindliche Druckgas abläßt. Dies ermöglicht ein sofortiges Stoppen der Fräse.
- Das Fußpedal ist mit einem Kontaktschutz versehen, so daß keine versehentliche Aktivierung möglich ist.

Druckluftflasche und Flaschendruckregler

- Empfohlen wird eine Druckgasflasche mit Druckluft oder Stickstoff (DIN 477) mit einem Fassungsvermögen von mindestens 2250 l (reicht für ca. 20 min Betrieb); Reserveflasche bereithalten.
- Der Flaschendruckregler (Entlastungsregler) muß mindestens 140 l/min bei 6,5–7,5 bar liefern können.

2.2 Voraussetzungen

Um mit diesem System arbeiten zu können, sollten folgende Kriterien erfüllt sein:
- Der Untersucher sollte Erfahrung in der Durchführung einer PTCA (>500 PTCA) und ein Rotablations-Praktikum absolviert haben.
- Das Team muß gut eingearbeitet und für diese Methode entsprechend geschult worden sein.
- Die Rotablation sollte nur in Krankenhäusern angewandt werden, die ein herzchirurgisches Back-up bereithalten können.
- Die vorgesehene Stenose muß mit einem koronaren Führungsdraht passierbar sein.
- Das Einverständnis des Patienten.

2.3 Indikationen

„Ideale" Indikationen:
▶ eine für den Ballon unpassierbare Stenose
▶ eine nicht dilatierbare Stenose
▶ Nativkalk
▶ anguliertes Segment

Erweiterte Indikationen:
▶ Seitenast im Stenosebereich
▶ Ostiumstenose
▶ lange Stenose (>10 mm)
▶ Rezidivstenose

„Cave"-Indikationen:
▶ diffuse Dreigefäßerkrankung
▶ LV-EF <30%:
  Durch den Abgang der kleinen Partikel, die durch den Fräskopf abgetragen werden, kann es vorübergehend zu Wandbewegungsstörungen kommen. Dies kann dann gefährlich werden, wenn die Ventrikelfunktion bereits unter 30% beträgt.
▶ Bypass-Venen

2.4 Kontraindikationen

▶ Bekannter Gefäßspasmus:
  Bei der Rotablation kann es zum Gefäßspasmus kommen, daher sind Patienten mit einer Neigung zu Gefäßspasmen ungeeignet.
▶ Sichtbare Dissektion:
  Hier besteht die Gefahr, daß sich Teile des Dissekats um den Bohrkopf wickeln.
▶ Ektatische KHK:
  Bei der ektatischen KHK sind die Gefäßwände sehr dünn, und in den erweiterten Bereichen befindet sich oft thrombotisches Material.
▶ Nicht sondierbare komplette Verschlüsse.

2.5 Basisaustattung für die Rotablation

▶ Rotablator-Konsole
▶ Druckluft-Wandanschluß bzw. -Flasche mit Druckminderer
▶ 10 × Führungsdraht Typ C, 5 × Typ A
▶ wireClips
▶ Hämostatisches Ventil (z. B. DVI)

▶ Rotablator-Katheter: 1 × 1,25 mm
                          2 × 1,5 mm
                          2 × 1,75 mm
                          2 × 2,0 mm
                          1 × 2,15 mm
▶ Stimulations-Katheter

2.6 Vorbereitung des Patienten

Vorbereitung auf der Station

Ist bei einem Patienten die Indikation zur Rotablation gestellt worden, so muß er ausführlich über diese Methode aufgeklärt und entsprechend vorbereitet werden.

Notwendig sind:
- Einverständniserklärung des Patienten zur Rotablation (s. Muster)
- Legen eines peripheren venösen Zugangs.
- Medikation vor und nach der Rotablation:

	3 d vorher	Vortag	2 h vorher	Rotablation	Schleuse ex	1 d nachher	Dauermed.
Nifedipin (5 mg = 50 ml)	5 ml/h		⇒	⇒	⇒	→	⇒
Nitroglyzerin (50 mg = 50 ml)	2 ml/h		⇒	⇒	⇒	→	
Ringer 500 ml/24 h			⇒	⇒	→		
ASS 100 mg/d p.o.	⇒	⇒	⇒	⇒	⇒	⇒	, ⇒
Heparin 400 E/kg/24 h				Bolus 10–20 000 E		⇒	

Zur Verhütung spastischer Komplikationen bei der Rotablation können etwa 2 Stunden vor Beginn der Prozedur zwei Dauerinfusomaten mit Adalat pro infusione® (50 ml = 5 mg; 5 ml/h) und Nitroglyzerin (50 ml = 50 mg; 2 ml/h) angestellt werden. Beta-Blocker möglichst absetzen! Da Nitro und Nifidepin auch eine blutdrucksenkende Wirkung haben, muß man dieser Wirkung mit Volumenersatzmitteln entgegenwirken. Vorsicht bei herabgesetzter Ventrikelfunktion!
- Allgemeine Vorbereitung wie zur PTCA.

Einverständniserklärung zur Rotablation
(Muster des Universitätskrankenhauses Eppendorf)

Patientenaufkleber   Medizinische Klinik
                                             Abteilung für Kardiologie

Name, Vorname, Geb.-Datum   Herzkatheterlabor
                                             Telefon

Rotablation

Einverständniserklärung zur Rotablation

Aufgrund der vorausgegangenen Herzkatheteruntersuchung (Koronarangiographie) und der bei Ihnen erhobenen Befunde haben wir Sie als geeigneten Patienten für die *P*erkutane *t*ransluminale *c*oronare *R*otablation*a*blation (PTCRA, kurz ›Rotablation‹) ausgewählt.
Es handelt sich dabei um ein in dieser Form neues Verfahren. Damit Sie sich ein Bild davon machen können, möchten wir Ihnen mit diesem Merkblatt einige Informationen an die Hand geben.
Bei der Ihnen vielleicht bekannten Koronararterien-Dilatation (Perkutane transluminale Koronarangioplastie, PTCA) handelt es sich um ein Verfahren, das entwickelt wurde, um verengte Stellen in den Herzkranzarterien zu beseitigen. Dieses Verfahren wurde von Professor Grüntzig 1977 in Zürich entwickelt. Bereits seit vielen Jahren werden damit verengte Stellen in den Herzkranzarterien aufgeweitet. In ihrem Verlauf ähnelt diese Behandlung einer Herzkatheteruntersuchung. Der entscheidende Unterschied liegt darin, daß bei der PTCA ein kleiner flexibler Ballon mit dem Katheter in das verengte Gebiet der Herzkranzarterie gebracht wird. Dieser Ballon von etwa 2–4 mm Durchmesser ist so konstruiert, daß er im entfalteten Zustand die Ablagerungen an den verengten Stellen verdrängt und damit die Öffnung der Herzkranzarterie vergrößert. Dadurch kann in vielen Fällen die sonst notwendige Herzoperation vermieden werden. Bei dieser Aufdehnung wird typischerweise die Innenhaut des Gefäßes eingerissen, die in seltenen Fällen auch das Gefäß verlegen kann und so eine notfallmäßige Herzoperation erforderlich macht. Ein weiterer Nachteil der PTCA ist, daß es bei etwa 15–25% der Patienten innerhalb eines Jahres zu einer erneuten Einengung kommt.
Ein neues Verfahren ist die *Rotablation*, bei der statt einer schlecht kontrollierbaren Überdehnung die Verengung mit einem kleinen diamantbesetzten Fräskopf abgetragen und zerstäubt wird. Dabei werden die Partikel so stark verkleinert, daß sie wie rote Blutkörperchen im Blutstrom weggetragen werden, ohne daß die Gefahr einer Verstopfung von Gefäßen vorliegt. Der Eingriff dauert etwa eine halbe bis zwei Stunden, und es ist mit ähnlichen Komplikationen wie bei der PTCA zu rechnen.
Bei der *Rotablation* handelt es sich um ein Verfahren, das sich noch in der Entwicklung befindet. Bei den bisherigen Behandlungen wurden keine Kom-

plikationen beobachtet, die über das normale Maß einer Herzkatheteruntersuchung und einer PTCA hinausgehen. Die Gefäße reagieren nur etwas häufiger mit Verkrampfungen, die mit geeigneten Medikamenten behandelt werden müssen. Dagegen ist möglicherweise die Gefahr geringer, daß sich die Gefäßinnenhaut löst und das Gefäß verlegt. Jede *Rotablation* wird in Absprache mit der Abteilung für Herzchirurgie durchgeführt, damit im Notfall unverzüglich eine Herzoperation durchgeführt werden kann.

Somit ist bei der *Rotablation* prinzipiell mit den folgenden Komplikationen zu rechnen, die auch bei einer Koronararterien-Dilatation (PTCA) auftreten können:
1. Nach der Behandlung kann es aus einem Gefäß in der Leiste bluten, was Schmerzen und Beschwerden hervorrufen kann.
2. Bei einem Verschluß des Gefäßes durch Verkrampfung oder ein Gerinnsel kann ein Herzinfarkt eintreten. Das Risiko dazu liegt bei etwa 2%.
3. Ernsthafte Komplikationen, die einen herzchirurgischen Eingriff erfordern, einen Herzinfarkt oder den Tod herbeiführen können, liegen unter 1%.

Aufgrund unserer langjährigen Erfahrung auf dem Gebiet der Herzkatheteruntersuchung und den dabei gemachten Beobachtungen können wir sagen, daß das Auftreten ernsthafter Komplikationen im Vergleich zur Schwere Ihrer Herzerkrankung gering ist. Dies scheint auch für die *Rotablation* zuzutreffen.

Bitte fragen Sie uns, wenn Sie etwas nicht verstanden haben, oder wenn Sie mehr über die Behandlung, etwaige andere Behandlungsmethoden, die Komplikationen und ihre Häufigkeit sowie über andere seltene und seltenste Risiken erfahren möchten.

Wir geben Ihnen gerne Auskunft im Aufklärungsgespräch. Bitte fragen Sie uns nach allem, was Ihnen wichtig erscheint.

Frau/ Herr Dr. _____ hat mit mir heute anhand der Hinweise in diesem Merkblatt ein Aufklärungsgespräch geführt, bei dem ich alle mich interessierenden Fragen stellen konnte. Weitere Fragen zur vorgeschlagenen Behandlung de Rotablation habe ich nicht.

Datum: _____ Unterschrift des Arztes: _____

Unterschrift des Patienten: _____

Einverständniserklärung:
Ich willige hiermit in die vorgeschlagene Behandlung der perkutanen transluminalen Rotationsablation, *Rotablation*, ein. Notwendig werdende Neben- und Folgeeingriffe finden meine Zustimmung.

Datum: _____ Unterschrift des Arztes: _____

Unterschrift des Patienten: _____

Vorbereitung im Katheterlabor

- Legen einer arteriellen Schleuse (8 oder 9 French) in die A. femoralis.
- Legen einer venösen Schleuse (6 oder 7 French) in die V. femoralis: Möglichkeit der schnellen Volumensubstitution und des hämodynamischen Monitorings. Bei Rotablation der RCA oder CX haben sich zur Vermeidung von höhergradigen AV-Blockierungen Swan-Ganz PA-Katheter mit Pacer-Elektroden im RVOT bewährt (z. B. Baxter).
- Anlegen einer Infusion (Ringerlösung 500–1000 ml); richtet sich nach RR und Ventrikelfunktion.
- Gefäßsondierung mit stabilem Führungskatheter. In diesem Fall ist das Back-up nicht so wichtig, sondern der Katheter sollte orthogonal zum Ostium liegen. Katheter mit großem Bogen sind besser geeignet als Amplatz-Katheter.

Fräskopfdurchmesser und empfohlene Führungskatheter

Fräskopf Durchmesser		Führungskatheter Innerer Durchmesser	
(mm)	(inch)	French	(inch)
1,25	0,049	7.0	0,053
1,50	0,059	8.0 (7.0)	0,063
1,75	0,069	8.0	0,073
2,00	0,079	8.0 (9.0)	0,083
2,15	0,085	(8.0) 9.0	0,089
2,25	0,089	(9.0) 10.0	0,093
2,50	0,098	10.0	0,102

- Heparin-Bolus 10000–20000 i. E. intrakoronar.

2.7 Vorbereitung des Rotablator-Systems

Anschluß der Steuerkonsole (Rückseite)
▶ Stromanschluß
▶ Potentialausgleich
▶ Druckluftschlauch mit Druckgasflasche (genügen den Anforderungen meist besser als Wandanschlüsse) (auf sichere Befestigung durch Wand-, Tisch- oder fahrbare Halterung achten!)
▶ Flaschendruckregler (6,5–7,5 bar!/Durchflußmenge 140 l/min.!)
▶ Fußpedal

Auswahl des passenden Rotablator®-Katheters:
Die zuletzt eingesetzte Größe der Fräse sollte ca. 60–max. 80% des distalen Arteriendurchmessers betragen. Die Größenauswahl richtet sich also nach dem Durchmesser der Arterie und dem Restlumen.

2.7 Vorbereitung des Rotablator-Systems

Systemvorbereitung
Den Rotablator®-Katheter aus der Verpackung auf den Patienten stürzen.

Anschluß an die Steuerkonsole (Frontseite):
▶ Turbinen-Pneumatik-Anschluß
▶ Faseroptikanschluß

Anschluß der Druckinfusion
▶ Zufuhrschlauch zur Druckspülung mit einem Infusionsbesteck verbinden. (NaCl 0,9% + 5000 I.E. Heparin bei einem Manometerdruck von etwa 250–300 mm Hg)

Den passenden Rotablationsdraht positionieren:
Gegebenenfalls mit der Einführhilfe durch Y-Konnektor bis zum Führungs-Katheterende vorschieben. Mit Hilfe des wireClip läßt sich der Draht steuern.

Falls das Positionieren des Rotablator-guide-wire in „bare wire Technique" nicht möglich ist, kann z.B. ein 0,025"-Tracker-Katheter benutzt werden. Sehr gut geeignet zum Plazieren des Drahtes sind auch Transfer-Katheter (Fa. Medtronic, entspricht einem K-14-Katheter ohne Ballon). Bei anderen PTCA-Kathetern kann es einige Material-Inkompatibilitäten trotz geeigneter Katheter-Durchmesser geben.

Wichtig ist, daß das Drahtende weit peripher in die Koronararterie eingebracht wird. Es muß immer im Hauptgefäß liegen, in dem Gefäß, das rotabliert werden soll! Liegt der Draht sicher im Gefäß, wird das Drahtende durch den Rotablator-Katheter vorgeschoben.

Um sicherzustellen, daß der Führungsdraht während der Rotablation nicht mitgedreht wird, befindet sich in der Turbine eine Bremse, die druckluftgesteuert automatisch aktiviert wird.

Der wireClip wird dann einige Zentimeter hinter dem Ende des Rotablator-Katheters angebracht, er fixiert so zusätzlich den Draht.

Testlauf

- Die Antriebswellenhülle mit NaCl spülen, bis die Lösung blasenfrei austritt.
- Den Fräsenbedienknopf lösen und in Einfahrstellung schieben.
- Aufpassen, daß die Katheterspitze frei in der Luft ist und Fräse und Führungsdraht während der Rotation keine Gegenstände berühren!
- Der Testlauf muß extrakorporal vor dem hämostatischen Ventil stattfinden!

Geprüft wird jetzt:
- Erreicht der Katheter die erforderliche Rotationsfrequenz (extrakorporal um oder über 200000 Upm)?
- Steigt die Durchflußmenge der Spülflüssigkeit deutlich an?
- Ist der Vorschub möglich?
- Funktioniert die automatische Bremse?

2.8 Die Rotablation

- Vorschieben des Rotablationskatheters über den Führungsdraht.
- Antriebswellenhülle durch das hämostatische Ventil schieben und dieses vorsichtig anziehen, um das Rückbluten zu verhindern (nicht zu fest anziehen, da sonst die Antriebswelle gebremst wird!).
- Unter Röntgenkontrolle den Katheter bis proximal vor die Läsion schieben. Ist die Fräse ausreichend vor der Stenose positioniert, wird der Fräsenknopf zurückgezogen und arretiert. Somit wird ein Vorschnellen der Fräse bei Aktivierung verhindert.
- Das Vorführen des Bohrkopfes muß unter „high speed" erfolgen (nie unter 150000 Upm)! Wenn die Umdrehungszahl intrakorporal vor der Stenose auf <150000 Upm absinkt, ist das gesamte System zu überprüfen und ggf. auszutauschen.
- Wichtig ist langsames Vorführen während der Ablation, da bei zu schnellem Vorführen die abgetragenen Partikel zu groß werden.
- Die Dauer eines Fräsvorganges sollte maximal 30 s nicht übersteigen. Zwischen den Fräsvorgängen ungefähr 30–60 s Pause.
- Wiederholte Gaben von Nitroglyzerin i.c. 100–400 µg nach RR. Es empfiehlt sich, den Bohrkopf bis vor die Stenose zurückzuführen, Nitro zu verabreichen und dann den Bohrkopf erneut vorzuführen.
- Vorsicht, nie die Fräse gewaltsam vorschieben!
- Fräse nie durch Verschieben der Antriebswellenhülle bewegen (durch Verschieben des Drahtes kann es zu Perforationen oder Gefäßtrauma kommen)!
- Fräse nur durch Fräsenbedienknopf ausfahren!

Es wird unterschieden zwischen einem sog. „ablation run" und einem „polishing run". Bei dem/den abschließenden „polishing run(s)" – ein- bis dreimal – sollte es zu keinem Frequenzabfall mehr kommen. Diese Phase sollte gefilmt werden.

Ist eine ausreichende Durchgängigkeit erzielt worden, können Fräse und Antriebswellenhülle unter Dauerrotation mit „low speed" aus dem Gefäß zurückgezogen werden.

Die Beurteilung direkt nach der Ablation ist schwierig, weil fast immer ein leichter Spasmus das Gefäß engstellt. Zur Behandlung von Spasmen nach Rotablation wird das Kriterium „Zeit" als das Wichtigste angesehen.

Es empfiehlt sich, in Abhängigkeit der Spasmusintensität Nitroglyzerin i.v. und Nifidepin i.v/p.o weiter zu verabreichen und eine Kontrolle am nächsten Tag durchzuführen. Können Spasmen nicht medikamentös beseitigt werden, muß dilatiert werden. Hier sollte ein PTCA-Katheter mit großem Ballon – 0,5 mm größer als der Gefäßdurchmesser – gewählt werden. Die Inflation sollte mit Drücken von 2–4 atm über 30–60–90 s erfolgen.

2.8.1 Rotablations-Strategien

Europäische Strategie
Ein-Fräskopf-Strategie (z. B. 1,5 mm) + PTCA.
Ziel: Oberfläche des Plaque entfernen.
→ Dieses Vorgehen hat sich als nicht so günstig erwiesen, weil die Stenose nur angefräst wird, und eine anschließende PTCA mit höheren Drücken anschließend erforderlich ist.

Amerikanische Strategie
Mehr-Fräskopf-Strategie
Ziel: Möglichst optimales Rotablationsergebnis.
→ Höheres Risiko, mögliche Komplikationen!

Kombinierte Strategie
Z. B.: Fräskopf 1,25 + 1,75 mm + PTCA mit Ballon 2,5 + 3 mm mit niedrigem Inflationsdruck.
Ziel: Reduzierung der Komplikationsrisiken bei der Dilatation vor allem von B- und C -Stenosen.
→ Vorteil dieser kombinierten Strategie: Dissektion↓
→ Nachteil dieser kombinierten Strategie: Kosten↑

2.8.2 Rotablations-Protokoll

(Muster des Universitätskrankenhauses Eppendorf)

Rotablations-Protokoll

(zum Verbleib im Herzkatheter-Labor)

Angio-Nr.: _____
Datum: _____
Beginn: _____ Ende: _____

Patient(in): _____ geb.: _____ Station: _____

wohnhaft: _____ Tel.: _____ / _____

Hausarzt: _____

Größe: _____ cm, Gewicht: _____ kg _____

Vorfilm: Hersteller: _____ Angio.-Nr. _____
        UKE-Film: _____ Angio.-Nr. _____

Gefäß(e): | LAD | LCX | RCA | D | M |

☐ Z. n. PTCA   ☐ Z. n. -ACVB: 1. 2. 3. 4. 5.
☐ Z. n. frustraner PTCA   ☐ Z. n. Rotablation
☐ Z. n. Atherektomie   ☐ Instabile Angina

Untersucher:
  1. _____ 2. _____

Schleusen:
  Arteriell: _____ Venös: _____

Externer Schrittmacher: _____ French, Uhrzeit: _____

Laufende Medikation vor Rotablation

☐ Nitro Perfusor   __ml/h
    50 mg = 50 ml
☐ Nifedipin Perfusor   __ml/h
    5 mg = 50 ml
☐ _____ __ml/h

2.8.3 Rotablations-Bericht

(Muster des Universitätskrankenhauses Eppendorf)

Patienten-Aufkleber Name, Vorname, Geb.-Datum	**Medizinische Klinik** Abteilung für Kardiologie Direktor: Herzkatheterlabor Telefon:
ROTABLATIONSBERICHT (vorläufiger Bericht für die Station)	Angio-Nr.: _____ Datum: _____ Beginn: _____ Ende: _____

Untersucher: 1. _____   **Untersucher: 2.** _____

Gefäß:
Erfolgreich:
Restenose:

Intervention vorher: ja   nein
Angio-Nr.:
Zusätzliche PTCA   ja   nein

PTCA Protokoll: _____

Komplikationen

Spasmus

Gefäßverschluß
Not-ACVB
andere:

Empfehlungen

Liquemin Perfusior ___ E/50 ml): _ ml/h
Nitro Perfusor (50 mg/50 ml): _ ml/h
Adalat Perfusor (5 mg/50 ml): _ ml/h
Schleuse ziehen in: _____ Std.
Kontrollangiographie am: _____
andere: _____

Kommentar:

Unterschrift:

Rotablation	Führungskath.	Führungsdraht	Fräskopf	Dauer	Min. Upm
1. Sequenz			mm	s	Upm
2. Sequenz			mm	s	Upm
3. Sequenz			mm	s	Upm
4. Sequenz			mm	s	Upm
5. Sequenz			mm	s	Upm

	Linke Koronararterie			Rechte Koronararterie		
Projektion	RAO	cran:	caud:	RAO	cran:	caud:
Projektion	RAO	cran:	caud:	RAO	cran:	caud:
Röhren-abstand	cm cm			cm cm		

Medikamente während der Rotablation		Dosis	Uhrzeit
Heparin			
Nitro intracoronar	1.		
	2.		
	3.		
	4.		
	5.		
	6.		
Nifedipin Fertigspritze intracoronar	1.		
	2.		
	3.		
Ringer i.v.			
Atropin i.v.			
Valium i.v.			

Komplikationen:	Nebeneffekte:	Weiterführende Maßnahmen:
☐ Spasmus ☐ – mit Gefäßverschluß ☐ Dissektion ☐ „low speed" im Gefäß ☐ Kammerflimmern ☐ Tod	☐ Angina pectoris ☐ Bradyk. <40/min ☐ AV-Block ☐ ST-Hebung/ Senkung ☐ RR-Abfall	☐ Lyse ☐ Atherektomie ☐ Stent-Implantation ☐ Reperfusionskatheter ☐ Not-ACVB

Zusätzliche PTCA: Ballongröße: _____ Druck: _____ Dauer: _____

Ergebnis: Rotablation
☐ erfolgreich
☐ fraglich erfolgreich
☐ nicht erfolgreich weil

☐ Stenose nicht passiert mit Draht
☐ Stenose nicht passiert mit Fräskopf
☐ Reststenose zu groß

Kommentar:

2.9 Komplikationen

▶ Koronarspasmus (meistens distal der Stenose lokalisiert)
  – Vorbeugend ist eine ausreichende Zufuhr von Volumen vor dem Eingriff (s. Medikations- Schema)!
  – Nitroglyzerin i.c. nach RR
        ↓
  – PTCA vorbereiten
  – Inflation mit 2–4 atm
▶ No-flow/low flow
  – Hochdruckinjektionen 10–20 ml, wdh.
  – ggf Verapamil 50–900 µg i.c. (in der Apotheke vorbereiten lassen!)
  – warten!!

▶ AV-Block/Asystolie
  – meist vorübergehend (10–30 s), häufig: RCA (CX)
  – vorbeugend: 0,5–1 mg Atropin i.v. vor dem 1. Fräsen
  – Patient husten lassen
  – Schrittmacher vorbereiten
  – Fräskopf abstellen
▶ Kammerflimmern
  – Rotablationskatheter mit Antriebswelle und Fräskopf zurückziehen, Führungsdraht muß im Gefäß bleiben!
  – Defibrillator
Achtung: Während der Defibrillation kann das gesamte System (Führungsdraht, Rotabl.-Katheter, Spülflüssigkeit mit Druckbeutel und Infusionsständer) unter Hochspannung stehen!!
Damit eine sachgerechte Patienten-Isolation während der Defibrillation gewährleistet ist, darf das Ende des Führungsdrahtes nicht aus dem sterilen Bereich (Isolierschutz) herauskommen!

3 Atherektomie

3.1 Das System

Bei der PTCA erreicht man eine Lumenerweiterung durch eine kontrollierte Dissektion, bei der Rotablation wird das Plaque-Material durch den rotierenden Fräskopf abgetragen, in kleinste Partikel zerkleinert und so der Fluß wiederhergestellt.

Bei der Atherektomie erfolgt die Plaque-Beseitigung durch kontrolliertes Entfernen des atheromatösen Materials. Das Entfernen erfolgt durch einen Spezial-Katheter, der von Simpson entwickelt wurde. Er hat an der Spitze eine Metallhülse, die halbseitig offen ist. An der gegenüberliegenden Seite befindet sich ein kleiner Ballon. Bei inflatiertem Ballon wird so die offene Seite der Metallhülse an die Gefäßwand gepreßt. In der Hülse ist ein rotierendes Messer, das nun das Atherom abschneiden kann (Abb. 87). Das Material wird in einem Depot in der Spitze der Hülse gesammelt. Ist die Schneidekammer gefüllt, muß das gesamte System zurückgezogen und die Kammer entleert werden (Abb. 88). Das rotierende Messer wird durch einen kleinen batteriebetriebenen Motor angetrieben.

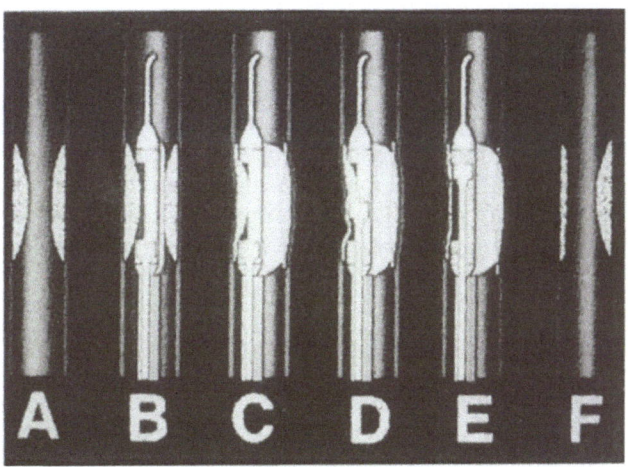

Abb. 87 Der Schneidevorgang

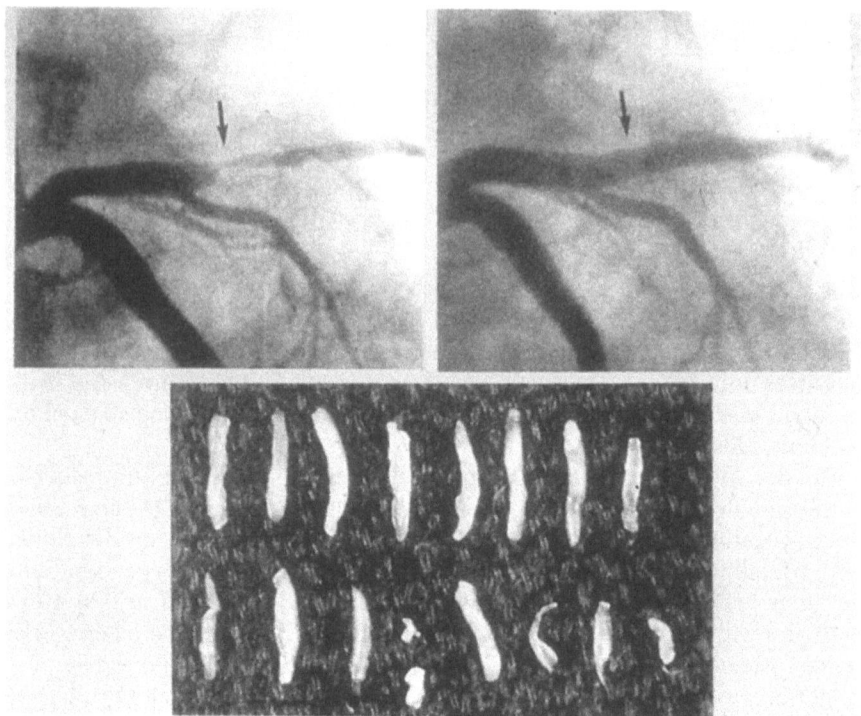

Abb. 88 Abgetragenes Material

Führungskatheter

Die Führungskatheter sind in den Frenchgrößen 9,5 und 10 French bei einem Innenlumen von 0.104 inch erhältlich.

Die Katheter sind wie die normalen PTCA-Führungskatheter aus 3 Schichten aufgebaut: Teflon-Innenschicht, rostfreies Stahlgeflecht und Urethan-Überzug. Alle Katheter haben 3 Seitlöcher, um die Gefäßperfusion aufrecht zu erhalten, eine weiche Spitze für atraumatisches Arbeiten im Ostium und eine röntgendichte Markierung, die die distale Spitze hervorhebt (Abb. 89). Zu jedem Führungskatheter gehört ein sog. Innenkatheter, der ein atraumatisches Vorführen des relativ steifen Führungskatheters erleichtert. In schwierigen Fällen kann man statt dieses Innenkatheters auch einen Pigtail benutzen.

Atherektomiekatheter

Die unterschiedlichen Kathetertypen sind in verschiedenen Größen (5, 6 und 7 French) und Gehäusegrößen (9 und 5 mm) lieferbar (Abb. 90).

Die Katheter haben 2 Innenlumen: Ein Lumen zum Spülen des Kanals der Antriebswelle und ein Lumen zum Aufblasen des Ballons.

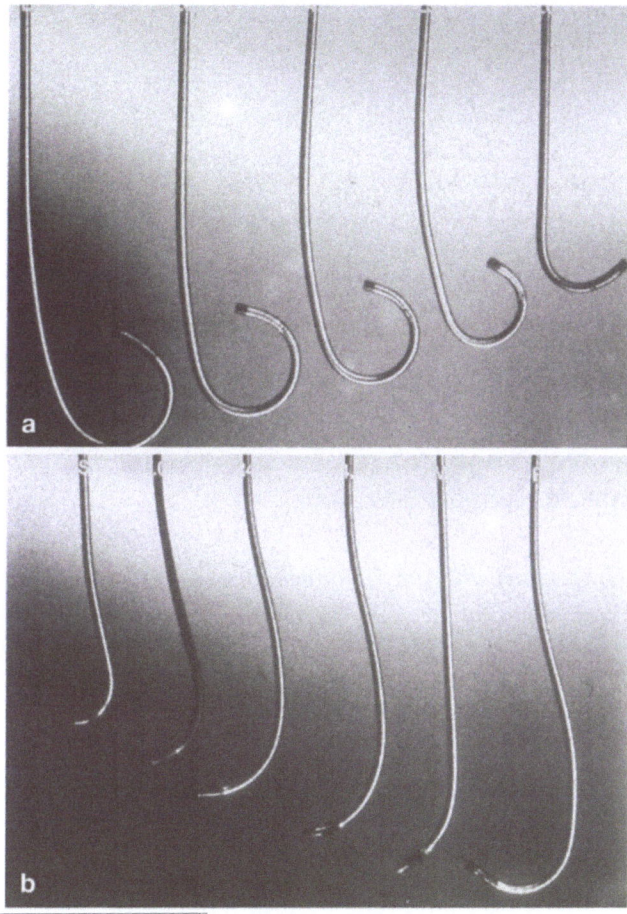

Abb. 89 **a** Katheterauswahl für die linke Koronararterie. **b** Katheterauswahl für die rechte Koronararterie

Die Antriebswelle ist hohl, um den intrakoronaren Führungsdraht aufnehmen zu können.

Kriterien zur DCA-Katheterauswahl

Katheter-größe	Typ	Empfohlener Arteriendurchmesser	Maximaler Arbeitsdurchmesser	Gehäuse-durchmesser
5 F	EX	2,0–2,5 mm	3,0 mm	1,7 mm
6 F	EX	2,5–3,0 mm	3,5 mm	2,0 mm
7 F	EX	3,0–3,5 mm	4,0 mm	2,3 mm
7 F Graft	EX	3,5–4,1 mm	4,5 mm	2,3 mm
5 F	GTO	2,00–2,50 mm	3,0 mm	1,7 mm
6 F	GTO	2,50–3,10 mm	3,5 mm	2,0 mm
7 F	GTO	3,10–3,70 mm	4,0 mm	2,3 mm

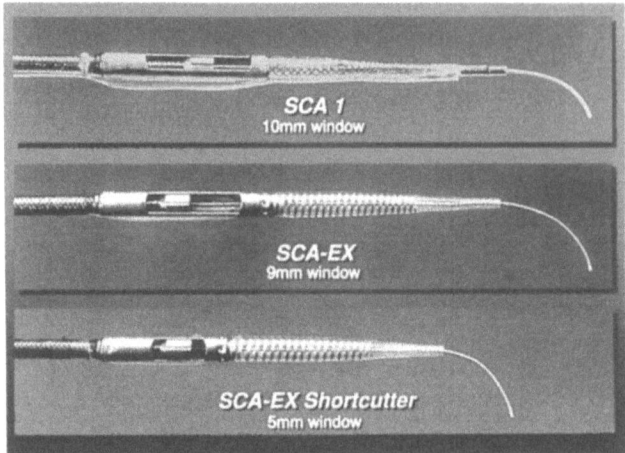

Abb. 90 Atherektomiekatheter

Größenauswahl Atherektomiekather

	GTO	SCA-EX Short-Cutter
5 F	2 25–2,75 mm	2,00–2 50 mm
6 F	2,75–3,25 mm	2,50–3,00 mm
7 F	3,25–3,75 mm	3,00–3,50 mm
7 FG	>3,75 mm	

Spezielles Zubehör

- arterielles Einführungsbesteck 9/10 French
- großlumiges rotierendes hämostatisches Ventil (bis 7 French, 0,115 inch)
- J-Guide 0.038 inch als Führungsdraht für den Führungskatheter mit Innenkatheter
- koronarer Führungsdraht (Extra Support oder Floppy) 0.014 inch, (evtl. 300 cm lang)
- Torquer (einige Torquer passen, umgekehrt auf den Draht gefädelt, genau in die hintere Öffnung des Motors!)
- Motoreinheit (Funktionskontrolle!)
- Indeflator mit Druckeinteilung bis 90 psi/6 atm

3.2 Voraussetzungen und Indikationen (Abb. 91)

Level 1 – Atherektomieanfänger

Indikation: proximale und mittlere LAD sowie
- flacher Einführwinkel

- ▶ keine Gefäßkrümmung
- ▶ keine benachbarten Stenosen
- ▶ Stenoselänge <10 mm
- ▶ exzentrisch, konzentrisch
- ▶ keine Verkalkung, unversehrte Gefäßwand
- ▶ Restenose und de novo.

Level 2 – Erfahrung aus mindestens 5 Fällen

Intoxikation: proximale und mittlere LAD, ostiumnahe LAD, proximale und mittlere RCA, nicht degenerierter Bypass, proximale CX mit flachem Einführwinkel und kurzem Hauptstamm sowie
- ▶ flacher Einführwinkel
- ▶ proximale benachbarte Stenose
- ▶ leichte Gefäßkrümmung
- ▶ Stenoselänge <10 mm
- ▶ exzentrisch, konzentrisch
- ▶ Restenose, de novo, ulzerativ
- ▶ leicht verkalkt, unversehrte Gefäßwand

Level 3 – Erfahrung aus mindestens 20 Fällen

Indikation: Proximale und distale LAD, ostiumnahe LAD, proximale und distale RCA, aorto-ostiale RCA, proximale CX, ostiumnahe CX bei flachem Einführwinkel und kurzem Hauptstamm, aortoostiale Bypass-Anastomose, nicht degenerierter Bypass, Hauptstamm, wenn durch Bypass geschützt.

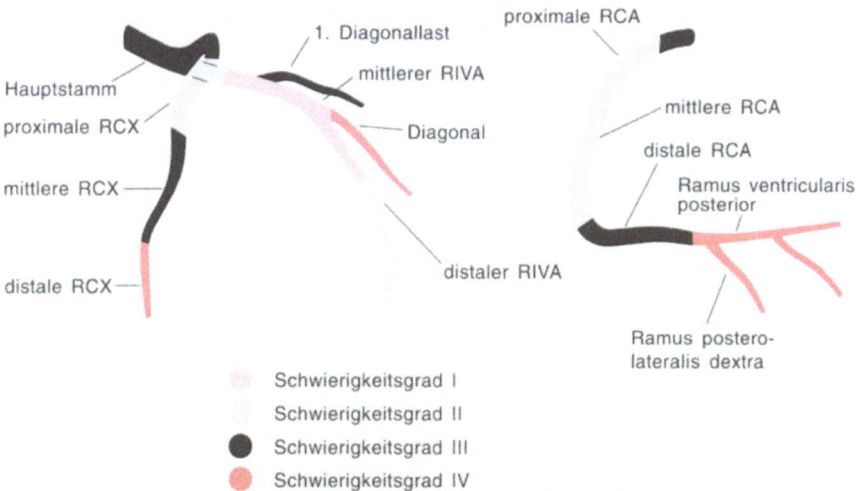

Abb. 91 Lokalisation/Schwierigkeitsgrad einer Stenose (alle Gefäßdurchmesser >2.5 mm)

Zusammenfassung der Voraussetzungen zur Atherektomie

1. Lokalisation der Enge:
▶ alle gut erreichbaren Engen von proximal bis distal
▶ Ostium-Stenose
▶ geschützter Hauptstamm
▶ Venen-Bypasses.

2. Morphologie der Stenose:
▶ Länge <20 mm
▶ konzentrisch
▶ exzentrisch
▶ ulzeriert
▶ thrombosiert
▶ Restenose
▶ de novo
▶ Intimaflap
▶ umschriebene Dissektion
▶ „Rescue" nach mißlungener PTCA
▶ Tandemstenosen
▶ leichte bis mittlere Verkalkung.

3.3 Kontraindikationen

▶ Gefäße mit einem Durchmesser <2,5 mm
▶ wenn der Zugang über die Leiste nicht möglich ist
▶ in Gefäßen mit extremen Einführwinkeln oder Gefäßkrümmungen
▶ verkalkte, aortoostiale Läsionen
▶ Verkalkungen, ausgeprägt, in einem gewundenen Gefäß
▶ mürbes Gefäß
▶ diffuse Läsionen von >20 mm
▶ Flap bei langer oder spiralförmiger Dissektion
▶ in einem ungeschützten Hauptstamm
▶ in einem degenerierten Bypass

3.4 Vorbereitung des Patienten

Vorbereitung auf der Station

Die Vorbereitung des Patienten zur Atherektomie unterscheidet sich nicht von der zur PTCA.

Die Einverständniserklärung muß mit spezieller Erläuterung zur Vorgehensweise und der Darstellung möglicher Komplikationen eingeholt werden.

Vorbereitung im Katheterlabor

- Legen einer arteriellen Schleuse 9 oder 10 French.
- Evtl. venöse Schleuse (RCA-Stenose).
- Darstellung der Stenose mit einem Diagnostikkatheter, um die beste Projektionsebene, in der Ausdehnung und Lage der Stenose einwandfrei erkennbar sind, einzustellen.
- Exakte Berechnung des Gefäßdurchmessers.
- Gaben von Heparin und Nitroglyzerin i.c. wie bei PTCA.

3.5 Vorbereitung des Systems

Führungskatheter

- Führungskatheter und Innenkatheter mit heparinisierter Kochsalzlösung spülen.
- Innenkatheter in den Führungskatheter vorführen, dann den J-Guide einfädeln.
- Führungskatheter mit inliegendem Innenkatheter und J-Guide in der Aortenwurzel positionieren.
- Innenkatheter und J-Guide gleichzeitig zurückziehen und dabei den Führungskatheter bis unter das Ostium schieben (Röntgen-Kontrolle! Druck?!).
- Hämostatisches Ventil unter Spülung ansetzen, Führungskatheter unter leichtem Drehen vorsichtig in das Ostium ziehen.

Atherektomiekatheter

- Indeflator mit Kontrastmittelgemisch (KM/NaCl = 1:1 füllen.
- Aspiration.
- Ballon testen, mit max. 2 atm füllen.
- Auf „0-Stellung" gehen.
- Flush mit Spritze spülen, bis Flüssigkeit aus dem Schneidefenster und dem hinteren Wellenansatz austritt (Abb. 92).
- Motor aufsetzen (Abb. 93).
- Testlauf (durch kurzen Druck auf den Ein/Aus-Schalter den Motor anstellen. Durch Hin- und Herbewegen des blauen Hebels auf der Antriebswelle wird die Beweglichkeit des Messers kontrolliert. Der Führungsdraht muß frei beweglich sein.
- Katheter mit Kochsalzlösung anfeuchten.
- Messer in distale Position bringen, Führungsdraht in die Spitze ziehen (der koronare Führungsdraht kann entweder vorwärts bei geschlossenem Fenster oder rückwärts bei halb geöffnetem Fenster in den Katheter eingeführt werden; Abb. 94).
- Deflatieren und auf „0-Stellung" gehen (kein Vakuum!).

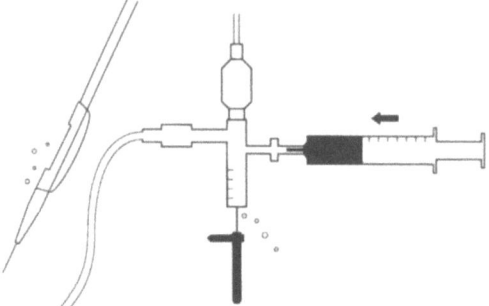

Abb. 92 Spülen des Atherektomiekatheters

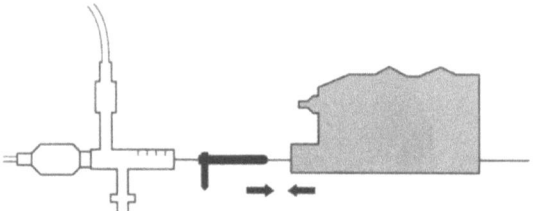

Abb. 93 Anschluß des Motors an den Atherektomiekatheter

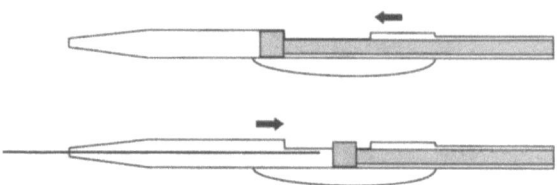

Abb. 94 Einführen des koronaren Führungsdrahtes in den Atherektomiekatheter

3.6 Die Atherektomie

- Nach entsprechender Vorbereitung des Systems wird der Atherektomiekatheter durch das hämostatische Ventil eingeführt, das Messer bleibt dabei vorne fixiert.
- Vorschieben des Atherektomiekatheters bis in die Aorta ascendens.
- Sondierung des Koronargefäßes mit dem Floppy-Draht, den Draht weit über die Stenose hinaus in das Gefäß schieben (distales Ende muß immer im Hauptgefäß liegen!).
- Nach Passage der Stenose mit dem Draht wird der Atherektomiekatheter unter leichten Drehbewegungen langsam nach vorne geschoben.

3.6 Die Atherektomie

- Das Messer zurückziehen, der Führungsdraht soll max. 5 cm aus der Spitze des Katheters herausragen. Er muß freibeweglich sein und im Hauptgefäß liegen. Liegt der Draht während des Schneidevorgangs in einem Seitenast, so kann dies zu Spasmen führen!
- Führungsdraht mittels Torquer fixieren.
- Ballondruck auf 1 atm aufblasen. Der Ballon soll das Gehäuse des Katheters fixieren, er dient nicht zur Dilatation!
- Motor einschalten, Messer über mindestens 5 Sekunden langsam nach vorne schieben, anschließend wieder fixieren.
- Motor ausschalten, das Messer bleibt vorne fixiert und verschließt somit die Sammelkammer, das gesammelte Material kann so nicht embolisieren!
- Ballon deflatieren.
- Schneidekammer drehen, um an anderer Stelle den Schneidevorgang zu wiederholen.
- Wenn tiefer geschnitten werden soll, muß der Ballondruck erhöht werden (max. 4 atm).
- Der Schneidevorgang wird so oft wiederholt, bis das Atherom abgetragen worden ist.
- Das Material kann mit Hilfe des Drahtendes oder mit einer 10er oder 20er Spritze aus der Schneidekammer ausgespült werden, zumeist wird es in Formaldehydlösung gesammelt und später histologisch untersucht.

> !
> - Vor jedem Schneidevorgang überprüfen, ob
>   a) der Draht frei beweglich und gestreckt ist,
>   b) sich nicht im Nebenast befindet,
>   c) die flexible Spitze des Drahtes außerhalb des Atherektomie-Katheters liegt.
> - Während des Schneidevorgangs den Draht beobachten und ggf. vor- oder zurückbewegen.
> - Führungskatheter beim Vorschieben des DCA-Katheters nicht zu weit in das Ostium schieben (Druck, EKG?!) und maximal koaxial ausrichten.
> - Ballon ausreichend entlüften, um bei Inflation keine Luftembolie zu verursachen.
> - DCA-Kathetergröße beachten, Katheter nicht gewaltsam vorschieben.
> - Prüfen, ob auch Material abgetragen worden ist; erscheint angiographisch der Stenosedurchmesser geringer, ohne daß Material abgetragen wurde, handelte es sich nur um eine Bougierung, die häufig eine Restenosierung zur Folge hat.
> - Schnittführung immer nur in Richtung des Plaques (Fensterorientierung).
> - Vorsicht beim Abtragen von Dissektionsmembranen, Perforationsgefahr durch Eindringen in die Adventitia.

170 3 Atherektomie

- Immer erst mit geringen Drücken schneiden (0,5–1,0 atm), dann Ergebnis kontrollieren.
- Nicht schneiden, wenn das Gefäß spastisch ist (Nitro!).
- Sammelkammer immer rechtzeitig entleeren.
- Ein nicht beweglicher Draht bedeutet:
  a) die Sammelkammer ist absolut voll mit Material,
  b) der Draht ist u. U. gebrochen oder festgeklemmt!

Nach erfolgreicher Atherektomie wird noch eine Kontrollaufnahme ohne Führungsdraht angefertigt (Abb. 95 a, b).

Die Nachsorge des Patienten erfolgt wie bei der PTCA. Erhöhte Aufmerksamkeit bei der Kontrolle und beim Entfernen der Schleuse, da ihre Dicke vermehrt zu Hämatomen führen kann.

3.8 Komplikationen

Mögliche Komplikationen im Bereich der Koronararterien wie im Bereich der Punktionsstelle sind die gleichen wie bei der PTCA.

Etwas häufiger sind Perforationen oder Leistenhämatome zu beobachten.

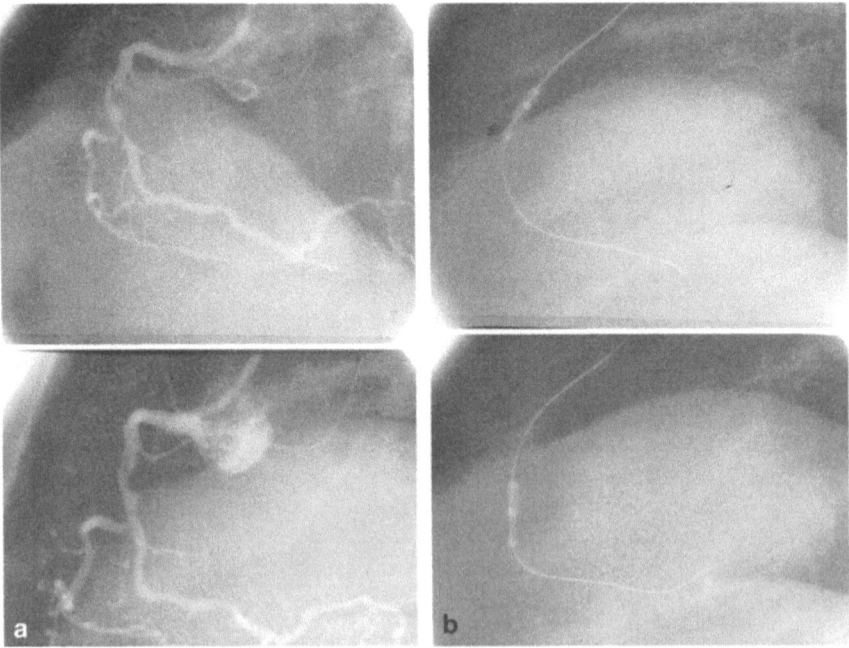

Abb. 95 a, b Fallbeispiel: Stenose der RCA

4 Stent-Implantation

Eine Technik im Wettstreit der Methoden, 1987 zum ersten Mal von U. Sigwart in Lausanne veröffentlicht, die Stent-Implantation, stellt zur Zeit eine etablierte Methode zur Behandlung koronarer Dissektionen mit drohendem Gefäßverschluß dar. Es handelt sich um Gefäßstützprothesen aus Drahtgeflecht (Abb. 96, 97, 98, 99). Nachdem früher durch die hohe Thrombogenität des Stentmaterials eine agressive Behandlung mit Antikoagulantien erforderlich war, die das Risiko einer erhöhten Blutungsgefahr mit sich brachte, sind heute durch Materialverbesserungen, Hochdrucktechnik und Einsatz von ASS und Tiklyd gute Erfolge zu verzeichnen. Die Überlegenheit der Stent-Implantation gegenüber der PTCA konnte erstmals in der Studie STRESS und BENESTENT-I nachgewiesen werden. Eine zweite Studie, BENESTENT-II, eine Untersuchung mit heparinbeschichteten Palmaz-Schatz-Stents, zeigt nach der Pilotphase, daß die Restenoserate mit dieser Methode möglicherweise geringer ist als die Bypass-Verschlußrate nach herzchirurgischem Eingriff.

Die folgenden Tabellen, erstellt von Bonzel und Strupp, Klinikum Fulda, vermitteln einen sehr guten Überblick über das heute zur Verfügung stehende sowie das in der Entwicklung befindliche Material. (Irrtümer vorbehalten; die Tabellen erheben keinen Anspruch auf Vollständigkeit.)

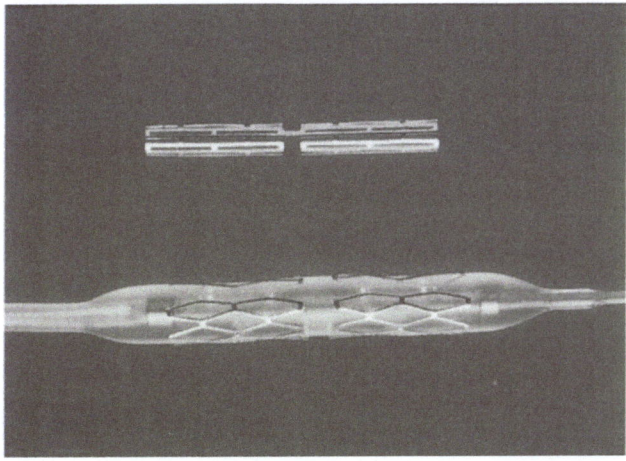

Abb. 96 Palmaz-Schatz-Stent

172   4 Stent-Implantation

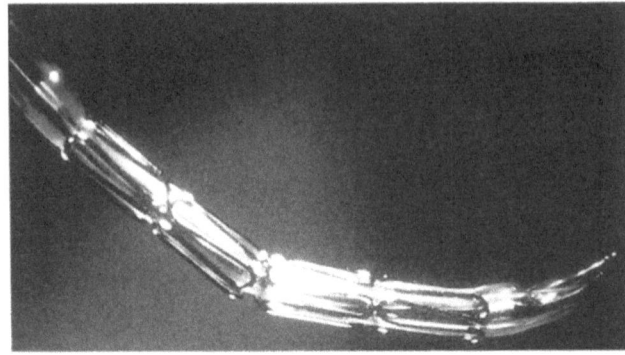

Abb. 97
AVE-Micro-Stent

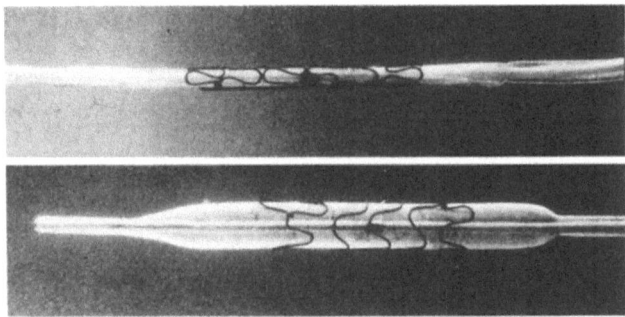

Abb. 98
Victor-Stent

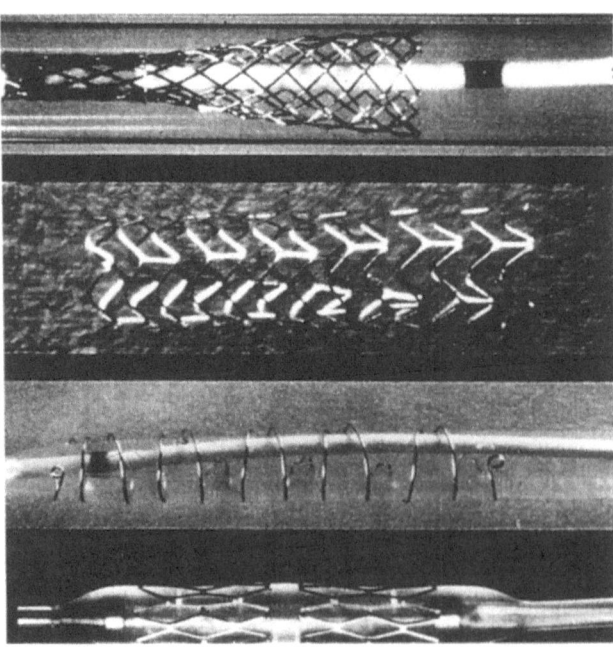

Abb. 99   Wallstent, Multilink, Roubin, Palmaz-Schatz

4 Stent-Implantation

Hersteller	Name	Beschreibung	Expansion	Material	OTW RX	Montage	Führungskatheter French	Röntgenkontrast	Kurvengängigkeit
Cordis	Cordis Stent	sinusoidal helica coil	B	Tantalum NM	OTW	FM	7 (.072) 8	stark	+++
Cook	Gianturco-Roubin[1]	flexible coil	B	316 L NM	OTW RX	FM	6 7	schwach	+++
J & J	Palmaz-Schatz	slotted tube 0–2 Artikulationen	B	316 L NM	OTW/RX	M FM+Sh		6 8 (+Sh)	schwach	+ ++
Schneider	Wallstent	self expandable wire mesh	S	Kobalt-Legierung	OTW	FM+Sh	8	schwach	+++
Medtronic	Wiktor	sinusoidal wave helically shaped	B	Tantalum NM	OTW RX	FM	7 (.079) 8 (.082)	stark	+++
ACS	MultiLink	multiple rings multiple links	B	316 L NM	OTW	FM+Sh	7 .079	schwach	+++
AVE	Micro	4 mm segments continuous wire zigzag; axial struts	B	316 L NM	OTW RX	FM M	7	stark	+++
Global Therapeutics HP-Media	Freedom	one piece zigzag coil pattern	B	?	OTW RX	FM M	6 7	schwach	+++
X-Trode Medical Nicolai	EBI-Stent	flexible column bridges	B	?	RX	M	7	stark	+++

[1] Flex Stent II

B ballon expansion, *FM* fertig montiert, *M* Selbstmontage, *NM* nicht magnetisch, *OTW* over the wire, *RX* rapid exchange, *S* selbstexpandierend, *Sh* Sheath, *316 L* CrNi-Edelstahllegierung

4 Stent-Implantation

Hersteller	Name	Längen mm	Durchmesser mm	Be-schichtung	Strut	nicht expandiertes Profil	Flächen-abdeckung	Ver-%	Recoil
Cordis	Cordis Stent	15	3,0/3,5/4,0	—	0,0050	0,050	15	10	<10
Cook	Gianturco-Roubin[1]	12 20	2,0/2,5/3,0/ 3,5/4,0	in Vorb.	0,0060	(0,070[2] 0,084)	20	0	0,5%
J & J	Palmaz-Schatz	9/14/18	3,0–6,0	in Erprob.	0,0025 0,0040	0,064	<20	2,5–25	gering
Schneider	Wallstent	15/23/30/44	3,5–6,0	—	0,0028 0,0040	0,064	n/a	bis 25	kein
Medtronic	Wiktor	15	3,0/3,5/4,0	in Vorb.	0,0050	0,069	6,7–9	0	9
ACS	MultiLink	15	3/30,25 3,5	—	0,0022	0,053 4,1 F	7	ca. 3	<5
AVE	Micro	4/8/16[3]/20[3]	3,0/3,5/4,0	—	0,0080	0,065	8,4	ca. 2	<5
Global Therapeutics HP-Medica	Freedom	12/16/20/ 24/30/40	2,5–4,5	—	?	0,055	?	0	?
X-Trode Medical Nicolai	EBI-Stent	beliebig		in Vorb. Karbon	?	?	?	0	?

[1] Flex Stent II. [2] 1. Modell. [3] nicht verbundene Glieder

4 Stent-Implantation

Hersteller	Name	Recross-ability	Struktur-empfindlich-keit	Seitastüber-lappung unkompliziert	Hersteller-empfehlung Applikations-druck (bar)	Hochdruck-dilatation empfohlen	Auswahl gemäß Gefäßdiam.	derzeitige Verfügbar-keit
Cordis	Cordis Stent	+++	?	?	8	+/–	?	–
Cook	Gianturco-Roubin[1]	?	?	+++	3–5	+++	+++	–
J & J	Palmaz-Schatz	++	(+)	(+)	<8 (FM)	+++	nein	+
Schneider	Wallstent	+++	kaum[2]	–	–	+++	+++	+
Medtronic	Wiktor	(+)	+++	++	6	(+)	+++	+
ACS	MultiLink	++	?	?	8	nicht bei SDS	?	–
AVE	Micro	++++	+	–	8	+/–	+++	+
Global Therapeutics HP-Media	Freedom	?	?	?	10–12	++	nein	+
X-Trode Medical Nicolai	EBI-Stent	?	?	?	?	?	?	+

[1] Flex Stent II, [2] Eingang Wallstent u. U. alterierbar

SDS stent delivery system

4.1 Indikationen

Bei insgesamt schlechtem PTCA-Ergebnis, z. B. bei
- ▶ großer Dissektion mit drohendem Gefäßverschluß
- ▶ akutem Gefäßverschluß
- ▶ erfolgloser PTCA durch z. B. extremes Recoil (Reststenose >50%)

Elektive Stentimplantation z. B. bei
- ▶ häufiger Restenosierung
- ▶ ACVB-Stenosen
- ▶ Rekanalisation.

4.2 Kontraindikationen

- ▶ Patienten mit erhöhtem Blutungsrisiko (s. auch Kontraindikationen bei Lysetherapie)
- ▶ Gefäßdurchmesser kleiner als 3 (2,5) mm.

4.3 Vorbereitung des Patienten

Einverständniserklärung wie zur PTCA mit der ergänzenden Erläuterung über die vorgesehene Maßnahme (Einbringen einer Gefäßstütze) und Aufklärung über die erforderliche medikamentöse Therapie nach der Implantation sowie Angaben über mögliche Komplikationen.

4.4 Technik: „Colombo-Technik"

▶ Vordehnung mit kleinem Ballon	→ keine Dissektion
▶ Multiple Stents	→ glatter Inflow/Outflow
▶ Nachdehnung mit Hochdruckballon	→ optimale Stententfaltung
▶ IVUS-Kontrolle (s. u.)	→ Vermeidung von suboptimalen Ergebnissen
▶ kein Marcumar (Aspirin und Tiklyd)	→ kaum noch Blutungskomplikationen

IVUS-Stellenwert (IVUS = intravasale Ultraschall-Sonde):
- ▶ IVUS vor Stentimplantation zur Detailanalyse der Zielläsion
- ▶ IVUS nach Stentimplantation zur Optimierung der Stentexpansion
- ▶ IVUS bei Patienten mit erhöhtem Stentthrombose-Risiko

4.5 Praktische Hinweise für das Vorgehen (Abb. 100a, b)

- Zunächst PTCA, langsam inflatieren, sog. Low-Stress-Inflation über 1,5–2 min. Das Plaquematerial läßt sich auf diese Art und Weise besser beurteilen. Die funktionale Wiederherstellung ist wichtig – keine Kosmetik.
Es ist nicht ratsam, einen Stent in ein Gefäß implantieren zu wollen, in dem die Stenose (evtl. kalzifiziert) nicht richtig aufgeweitet wurde (der Ballon zeigt noch eine Einengung! In solchen Fällen empfiehlt es sich, die Stenose mit einem „High Energy" (Hochdruck-Ballon) vorzudehnen, soweit die Stenosemorphologie dies zuläßt.

- Stent auf den Ballonkatheter aufbringen (Selbstmontage).
Den Ballon zuvor mit Ethanol 96% abreiben, um die Gleitschicht auf dem Ballonmaterial zu entfernen.
Ballon wie gewohnt vorbereiten, gut entlüften (Unterdruck).

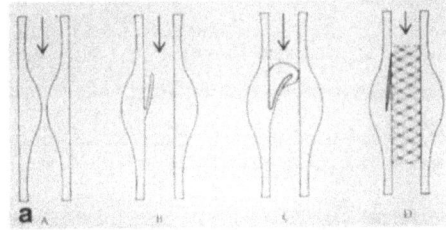

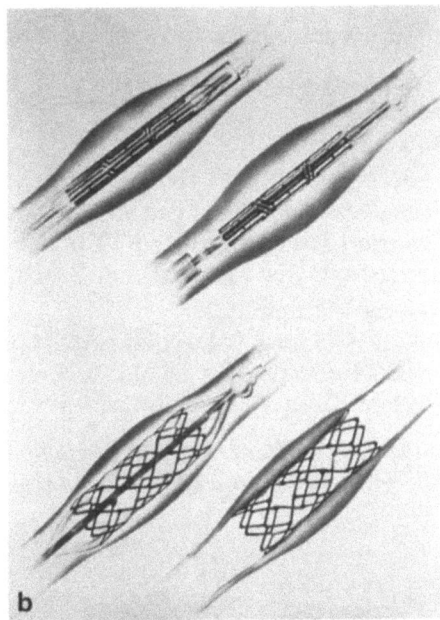

Abb. 100a, b Prinzip des Stenting

Ballonkatheter auf den koronaren Führungsdraht auffädeln.
Beobachten, wo sich die Marker des Ballons befinden, um später die Lage des Stents genau beurteilen zu können.
Stent vorsichtig auf den Ballonkatheter aufbringen, Mitte und beide Enden gut andrücken.

- Ballon und Stentlänge sollten möglichst genau übereinstimmen:
Ballon zu kurz → die Ränder des Stents werden nur ungenügend aufgedehnt.
Ballon zu lang → es wird außerhalb der Stenose, im gesunden Bereich dilatiert.

- Den Ballon nun mit 0,5 atü inflatieren und in die Stenose einbringen.
Das Plazieren des Stent erfolgt unter Durchleuchtung, manche Stents lassen sich mit Hochvolt-Durchleuchtung besser darstellen.
Die 1. Dilatation erfolgt mit ca. 8 atü, die 2. dann mit ca. 16 atü. Es ist nur eine kurze Inflationszeit erforderlich.

- Nach Entfernen des Ballons Kontrollangiographie (Abb. 101a, b).

- Bei Hochrisiko-Patienten kann man den Stent auch auf einen Perfusionskatheter aufbringen. Vorteilhaft ist es, wenn man den Ballon vorher einmal aufdehnt und wieder entlüftet, der Stent hält dann besser.

- Wenn man mehrere Stents auf einmal einbringen will, muß ein entsprechend langer Ballon (z. B. „Speedy Longy") benutzt werden.

- Beim Palmaz-Schatz-Stent sollte ein Non-Complient-Ballon verwandt werden.

- Für ein gutes Back-up empfehlen sich Führungskatheter mit Short-Tip.

- *Antikoagulationstherapie:*
Heparin 10–20000 I.E. i.c.,
ASS 500 mg i.c.,
1 Tbl. Tiklyd vor dem Stenting (oral)
Nach dem Stenting auf der Station:
Heparin 1500 I.E./h i.v. → PTT 60–80
bis zum nächsten Morgen, dann Schleusen ziehen.
Weitere Therapie:
300 mg ASS für 3 Tage, dann ASS 100 mg/Tag,
500 mg Ticlopidin (2 × 1 Tbl.) für 4 Wochen;
Blutbild-Kontrolle nach 2 Wochen!

- *Bei Embolie nach Stent-Implantation:*
Adenosin, Verapamil 100–200 µg i.c. (1:10 verdünnen, davon 1 ml)

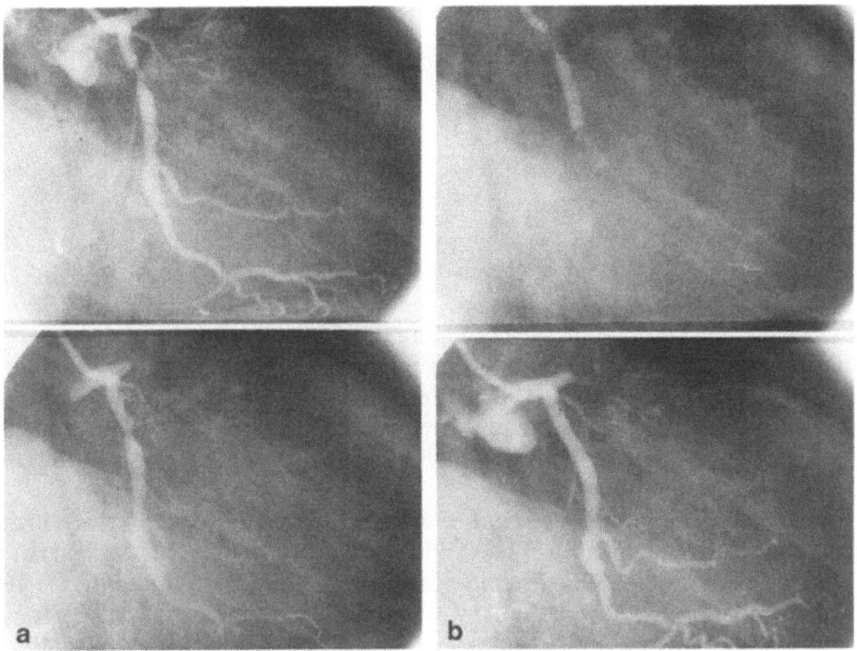

Abb. 101 a, b Fallbeispiel: Stenting einer RCA – **a** vor, **b** nach Stent-Implantation

4.6 Komplikationen

▶ erhöhte Gefahr der Nachblutung bei suboptimaler Punktionstechnik
▶ Stentverlust, -deplazierung
▶ Frühthrombosierung im Stentbereich

Resümee

In den letzten Jahren galt die Forschung der Entwicklung alternativer Techniken sowie neuer medikamentöser Behandlungsformen, um die Probleme der Restenosierung zu lösen. Die alternativen Techniken sollten einerseits die Indikation erweitern und die chronische Restenosierungsrate senken; man glaubte aber auch, die Ballonkatheterangioplastie – PTCA – durch sie ersetzen zu können.

Bis heute haben sich diese Hoffnungen nicht erfüllt, weltweit kamen nicht mehr als 5–10% alternative Techniken zum Einsatz. Nur für ausgewählte Indikationen empfehlen sich die Rotablation und die Atherektomie. In Zukunft werden weiterhin die PTCA und die Stent-Implantation vorrangig zum Einsatz kommen. Der Stent hat gegenüber der Rotablation und der Atherektomie den Vorteil, daß das Implantat sehr klein ist und so auch in schwer zugängliche Gefäßabschnitte eingebracht werden kann. Erst hier am Zielort wird es durch Aufblasen des Ballons auf die gewünschte Größe gebracht, während die anderen Systeme in ihrer Arbeitsgröße eingeführt werden müssen.

Auch der Faktor „Zeit" spielt hier eine wesentliche Rolle. Eine Stent-Implantation benötigt nur einen geringen Zeitaufwand im Vergleich zur Rotablation oder Atherektomie, aber auch zur Dilatation. Dies wirkt sich auch günstig auf die Strahlenbelastung des Patienten aus.

Abschließend noch einige Statistiken zu Primärerfolg, Restenoserate und Komplikationen der verschiedenen Methoden (Abb. 102, 103, 104).

„Es darf spekuliert werden, daß die bedeutenden und vielfältigen Entwicklungen des Jahres 1994 zu Meilensteinen in der Interventionskardiologie werden."

Wolfgang Rutsch, Berlin

Kongreßbericht über das American Heart Association Meeting in Dallas, Texas, USA 14.–17. Nov. 1994)

Resümee 181

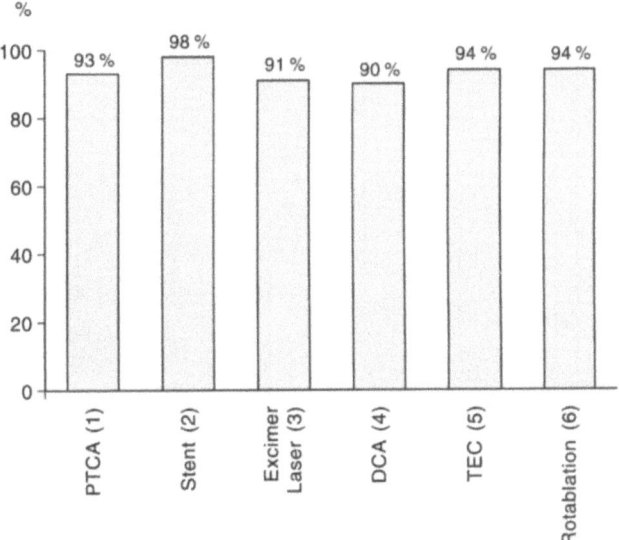

Abb. 102 Primärerfolg

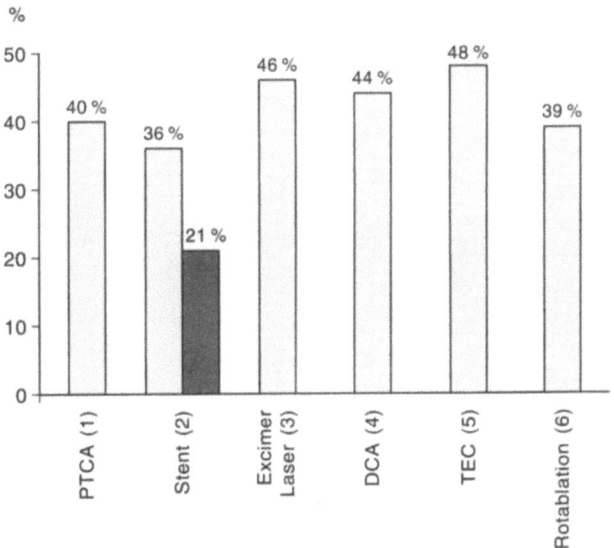

Abb. 103 Restenoserate

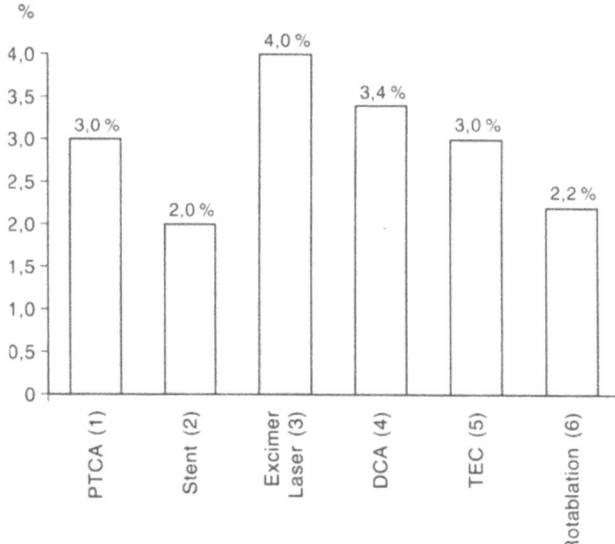

Abb. 104 Schwere Komplikationen

Sachverzeichnis

Abbruchkriterien beim Belastungs-EKG 38
ablation run 154
Ableittechnik 10
Adventitia 88
Afterload 102
Akinesie 59
Aktionspotential 28
Aktivitätsbelegung 64
Aktivitätsdefekt 64
Akut-PTCA 83
Akutversorgung 82
ambulanter Patient 85
Amplitude 11
Amplituden- und Frequenzberechnung 13
Anamnese 2
Anamnesebogen 2
Angina pectoris, instabile 47
Angina-pectoris-Beschwerden 79
anterobasaler Infarkt 31
anterolateraler Infarkt 29
anteroseptaler Infarkt 31
Antikoagulationstherapie 178
Antriebswelle 163
apikaler Infarkt 31
Arrhythmien, ventrikuläre 17
Arterienkranz, anastomotischer 58
Aschoff-Tawara-Knoten 8
Atemübung 78
Atherektomie 161
–, Indikationen 164
–, Komplikationen 170
–, Kontraindikationen 166
–, Voraussetzungen 164
Atherektomiekatheter 162
–, Größenauswahl 164
Atherom 161
Atmung 79
atrioventrikuläre Überleitung 11
atrioventrikulärer Block I. Grades 23
– – II. Grades 23, 24
Atrioventrikularknoten 8
Aufklärungsgespräch 74

Auswurffraktion (EF) 60f
AV-Knoten 8

Bachmann-Bündel 8
Ballongröße/-länge 130
Ballonmaterialien 124
Bifurkationsstenose 131
Bigeminus 17
biphasische Wellen 13
bipolare Ableitungen 10
Blutdruck 79
Bradykardie 79
Brustwandableitungen nach Wilson 10

Cabrera-Kreis 13
Cardiac output 102
Colombo-Technik 176
Compliant-Balloons 124

Defibrillation 95
– bei implantiertem Defibrillator 98
– bei Patienten mit Schrittmacher 98
Defibrillator 95
Deflation 129
Depolarisation 9
Digoxin-Präparate 40
Dilatationsset 126
Dilatationssysteme 122
Dipol 9
Dissektion 133, 135
–, kontrollierte 161
–, kreisförmige 91
–, längsverlaufende 91
–, querverlaufende 91
Dissektionsmembran, 94
Doppeldrahttechnik 131
Drehzahlanzeige 146
Drehzahlmesserkabel 145
Druckgas 145
Druckgaseinlaß 147
Druckluftflasche 147
Druckluftturbine 145
Druckregistrierung 63
Dyskinesie 59

Sachverzeichnis

Eichzacke 13
Einverständniserklärung 74, 149
Elektrodenpositionierung bei Defibrillation 96
Elektrokardiogramm 11
Elektrostimulation 99
– temporäre 99
Embolie 135
Enddiastole 61
enddiastolischer Füllungsdruck 63
enddiastolisches Volumen (EDV) 61
Endsystole 61
endsystolisches Volumen (ESV) 61
Energiewahl 96
Ergometrie 35
Erregungsausbreitung 11
Erregungsbildungsstörungen, heterotrope 17
–, normotope 15
Erstickungs-T 26
Extrasystolen, supraventrikuläre 17
–, ventrikuläre 17

Fahrradergometer 35
Faseroptik-Anschluß 145
Fibrinogen 42
Fixed-wire-System 123
Flaschendruckregler 147
Fräse 144
Fräskopfdurchmesser 152
Führungsdrähte, intrakoronare 121
Führungskatheter 119, 130
Funktionsanalyse 61
Fußpedal 147

Gefäßbifurkationen 55
Gefäßspasmus 148
Gefäßverschluß, akuter 133
Gefäßwandveränderungen 88
GUST-Studie 83

Hautveränderungen 79
herzchirurgisches Back-up 94
herzchirurgisches Stand-by 94
Herzfrequenz, maximale 36
–, submaximale 36
Herzindex 102
Herzschrittmacher, externer 99
Herzzeitvolumen (HZV) 102
Herzzyklus 100
high speed 154
Hinterwandinfarkt 32
His-Bündel 8
Hitzegefühl 78
Hochdruck-Ballon 177
Hochdruckinjektionen 159

Hochdrucktechnik 171
hyperkontraktiles Verhalten 59
Hypokaliämie 11
Hypokinesie 59

IABP-Deflation 107
IABP-Inflation 107
IABP-Therapie, Komplikationen 109
–, Kontraindikationen 108
Indeflator 129
Indifferenztyp 12
Indikationen 92
Infarkt 135
–, Hinterwand 32
Inflation 129
Inhibierung der Stimulation 99
Innenschichtinfarkt 27
Intervallzeitzähler 146
Intima 88
Intimaplaque, atheromatöse 27
intraaortale Ballonpumpe (IABP) 100
intraaortale Gegenpulsation, Arbeitsweise 10
Ischämie 27
–, subendokardiale 26
Isoenzyme 41
isovolumetrische Kontraktion 101, 104
isovolumetrische Relaxation 104
IVUS-Stellenwert 176

James-Bündel 8
Judkins-Technik 46, 77

Kammerflattern 22
Kammerflimmern 22
Kammerfokus, ektoper 21
Kissing-Ballon-Technik 131
Kollateralkreisläufe 58
Komplikationen 135
– an den Koronararterien 135
– an den Punktionsstellen 136
Kontraindikationen 92
Koronar-Infusionskatheter 125
Koronarangiographie 43
–, akute 83
–, selektive 46
Koronararterien 135
koronares T 27
Koronargefäße, Nomenklatur 43
Koronarperfusion 133
Koronarspasmus 133, 135, 159
Krankenbeobachtung 80

Lagerung 78
Lagetyp 11
LAO-Ebene 49

Läsion 27
Lävokardiographie 59
Linksschenkelblock 26
Linkstyp 12
–, überdrehter 12
Linksversorgungstyp 45
low speed 154
Low-Stress-Inflation 177
Lown-Klassifizierung 17

Media 88
Medikamente 111
Mehrgefäßerkrankung 132
Mitteltyp 12
Mobitz-Block I (Wenckebach-Block) 23
Mobitz-Block II 23
Motoreinheit 164
Myokardinfarkt 26
Myokardnekrose 27
Myokardszintigraphie 64

Nachlast 102
Nachsorge 81
Nekrose, „elektrische" 29
Non-Compliant-Balloons 124
Normal- oder ausgeglichener Versorgungstyp 45
Normokinesie 59
Notfall 82

Okklusion 94, 135
Over-the-wire-System 122

P-Welle 11
Patency-rate 140
Patientenausweis 81
Patientenbetreuung, körperliche 80
–, seelische 80
Patientenvorbereitung zur Atherektomie 166
– zur Koronarangiographie 76
– zur PTCA 76
Perfusionskatheter 125
Perfusionsverteilung 64
Plaque, atheromatöser 88
Plaques 88
Plasminogen-Aktivator, indirekter 138
–, direkter 138
polishing run 154
posterobasaler Infarkt 34
posteroinferiorer (diaphragmaler) Infarkt 32 f
posterolateraler Infarkt 34
posteroseptaler Infarkt 32
Prähospitalzeit 139

Preload 102
Primärerfolg 180
psychische Betreuung 79
PlCA-Technik 128
PTT 42
Pulsfrequenz 79
Purkinje-Fasern 8

Q-Zacke 11
QRS-Komplex 11
QRS-Vektor 12
QT-Dauer 11
Quadrigeminus 17
Quick-Wert 42

R-Zacke 11
RAO-Ebene 49
Rapid-exchange-System 123
Reanimation 110
Rechtsschenkelblock 26
Rechtstyp 12
–, überdrehter 12
Rechtsversorgungstyp 45
Redistribution 64
Reizelektroden, bipolare 99
–, monopolare 99
Reizleitungssystem 7
Rekanalisation 93
Repolarisation 9
Restenoserate 181
Restenosierung 89
Rhythmusstörungen 135
Ring-Schleifen-System nach Davis 44
Risikofaktoren, psychosomatische 80
–, somatische 80
Röntgenanlagen 48
Rotablation 142
–, Basisausstattung 148
–, Indikationen 148
–, Komplikationen 159
–, Kontraindikationen 148
Rotablations-Bericht 157
Rotablations-Protokoll 156
Rotablator 142
Rotablator-System, Vorbereitung 152
Rotationsfrequenz 153
rotierendes Messer 161
RR-Intervall 99
Rückstellungstaste 146

Schenkelblock, inkompletter 25
–, kompletter 25
Schenkelblockbilder, 25
Schneidekammer 161
Schneidevorgang 161
Schnittebenen 64

SCPK (CK-MB) 41
Selbstmontage 177
Serumenzymaktivitäten 41
SGOT 41
SHBD 41
Sicherheitsvorschriften bei Defibrillation 98
Sick-Sinus-Syndrom 16
sinuatrialer Block (SA-Block)
  I. Grades 24
– – II. Grades 24
– – III. Grades 25
Sinusarrest 25
Sinusbradykardie 15
Sinusknoten 7
Sinusrhythmus 12
Sinustachykardie 15
SLDH 41
Sones-Technik 46, 77
Spannungsdifferenz 9
Spasmus 154
Spiralantriebswelle 144
ST-Hebung 11, 36
ST-Senkung 26
ST-Strecke 11, 27
ST-Streckensenkungen, deszendierende 39
–, horizontale 39
Stadieneinteilung nach NYHA 36
Standardeinteilung nach Einthoven 10
Standardprojektionen 49
Steiltyp 12
Stenoseformen 92, 95, 89
Stenosegrad 54
Stenoselage 92
Stenoselänge 92
Stenoselokalisation 55, 92
Stenosemorphologie 54
Stenosen, exzentrische 55
–, konzentrische 55
–, WHO-Schwierigkeitsgradeinteilung 56
Stent-Implantation 171
–, Indikationen 176
–, Komplikationen 179
–, Kontraindikationen 176
Stenting, Prinzip 177
Steuerkonsole 145, 152

T-Welle 11
Tachykardie 79
–, supraventrikuläre 20
–, ventrikuläre 21
Tandem-Stenosen 131
Tawara-Schenkel 8
Testlauf 153
Thorel-Bündel 8
Thrombogenität 171
Thrombolyse 138
–, Indikationen 139
–, Kontraindikationen 139
Thrombolytika 140
Thrombose 27
TIMI-Grad 83
Tracker-Katheter 153
Transfer-Katheter 153
transmuraler Infarkt 28
transthorakale Inpedanz 97
Trigeminus 17
TT 42
Turbinen-Pneumatik-Anschluß 146
Turbinendruckmesser 146

U-Welle 11
unipolare Ableitungen 10
unipolare Extremitätenableitungen nach Goldberger 10

Ventrikelsegmente 62
ventrikuläre Austreibungsphase 102
Versorgungstypen 44
Vorbereitung des Patienten bei Stent-Implantation 176
Vorderwandinfarkt 29
Vorhofflattern 21
Vorhofflimmern 20
Vorhofrepolarisation 11
Vorlast 102

Wandbewegungsstörungen 59
Wenckebach-Bündel 8
wireClip 142
Wirkungsmechanismus der PTCA 90

Y-Konnektor 131

MIX
Papier aus verantwortungsvollen Quellen
Paper from responsible sources
FSC® C105338

If you have any concerns about our products,
you can contact us on
ProductSafety@springernature.com

In case Publisher is established outside the EU,
the EU authorized representative is:
**Springer Nature Customer Service Center GmbH
Europaplatz 3, 69115 Heidelberg, Germany**

Printed by Libri Plureos GmbH
in Hamburg, Germany